Gisbert Roloff
Andrzej Angielczyk
Barbara Zoeke

Anleitung für Simulanten

Reiseführer ins Schummelland

Haben Sie Fragen an die Autoren?
Anregungen zum Buch?
Erfahrungen, die Sie mit anderen teilen möchten?

Nutzen Sie unser Internetforum:
www.mankau-verlag.de

mankau

Bibliografische Information der Deutschen Nationalbibliothek
Die Deutsche Nationalbibliothek verzeichnet diese Publikation in der Deutschen Nationalbibliografie; detaillierte bibliografische Daten sind im Internet über http://dnb.d-nb.de abrufbar.

Gisbert Roloff
Andrzej Angielczyk
Barbara Zoeke
Anleitung für Simulanten
Reiseführer ins Schummelland
1. Auflage 2014
ISBN 978-3-86374-153-2

Mankau Verlag GmbH
Postfach 13 22, D – 82413 Murnau a. Staffelsee
Im Netz: www.mankau-verlag.de
Internetforum: www.mankau-verlag.de/forum

Lektorat: Caren Hummel, Augsburg
Endkorrektorat: Susanne Langer M. A., Traunstein
Umschlag: Andrea Barth, Guter Punkt GmbH & Co. KG, München
Layout Innenteil: Sebastian Herzig, Mankau Verlag GmbH
Schaubilder: Grafikstudio Heike Brückner, Regensburg, nach Handskizzen von Ligia Teryks, Berlin
Fotos: Ramona Heim - Fotolia.com (11), Tim T. - Photocase.com (17), Mathias Osvath (19), Counting Estrelas (105), jabbox1 - Fotolia.com (113)
Druck: Druckerei C. H. Beck, Nördlingen
Energ. Beratung: Gerhard Albustin, Raum & Form, Winhöring

FSC www.fsc.org MIX Papier aus verantwortungsvollen Quellen FSC® C019821

Inhalt

Vorwort

Wie sagte Groucho Marx, der große amerikanische Komiker? *Das Geheimnis des Lebens besteht aus Ehrlichkeit und fairem Verhalten. Wenn man das vortäuschen kann, hat man es geschafft.*

Leichtfüßig und witzig formuliert, aber schwer zu realisieren: das eine wie das andere, das faire Verhalten ebenso wie das vorgetäuschte.

Warum schreiben wir darüber? Weil das jeder kennt. Weil Ärzte von ihren Patienten berichten, Lehrer von ihren Schülern, Rechtsanwälte von ihren Klienten, Professoren von ihren Studenten.

Und wie steht es mit der anderen Seite? Mit den Studenten, den Schülern? Haben sie ihre Lehrer, ihre Professoren nie beim Blaumachen, nie beim Täuschen ertappt? Und erkundigen Sie sich mal bei Steuerberatern oder gar bei Finanzbeamten. Auch die Versicherungen wären ein dankbares Feld für ganz spezielle Geschichten. Und, und, und...

Aber ist Ihnen auch schon aufgefallen, wie laienhaft simuliert wird? Keinen Schauspieler ließe man mit solch einer miserablen Vorbereitung auf die Bühne. Nicht mit mir, möchte man rufen. Wenn Sie mich schon auf den Holzweg führen wollen, dann doch bitte mit etwas Niveau. Auf Augenhöhe, wie man heute gerne sagt. Als Wettkampf, als Gesellschaftsspiel. Hier ist eine Nachschulung dringend notwendig. Also: An die Arbeit!

Dieses Buch besteht aus vier Teilen. Der *erste* Teil ist als Marktplatz gedacht, als Treffpunkt für alle Leser. Hier geht es um Täuschung in ihren vielen Varianten. Da kann sich jeder nochmals davon überzeugen, dass selbst Lebewesen mit einem einfachen Strickleiter-Nervensystem zu allerhand Lug und Trug in der Lage sind. Wie viel mehr trifft dies dann auf Mensch und Menschin zu.

Der *zweite* Teil befasst sich mit dem, was viele erwarten: der kleineren oder größeren Inszenierung bei Ärzten und Gutachtern.

Der *dritte* Teil behandelt die Probleme von Traumatisierten, ein eher bedrückendes, aber sehr aktuell gewordenes Thema. Denken Sie an unsere Soldaten in Afghanistan, aber auch an die Flüchtlinge, die vor Bürgerkriegen und Katastrophen Schutz suchen müssen. Bei Traumatisierten gibt es Täuschungen in zweierlei Richtungen: Die einen täuschen Normalität vor, weil sie über den erlebten Schrecken nicht reden *wollen* und *können;* die anderen *übertreiben*.

Der *vierte* Teil schließlich wendet sich an die Gegenseite im Spiel. Wer täuscht wen wie lange und mit welchem Erfolg? Eine besondere Form des Fingerhakelns, vielleicht auch des Florettfechtens, jedenfalls des Streits mit offenem Ausgang.

Und zu Risiken und Nebenwirkungen fragen Sie bitte

Gisbert Roloff *Andrzej Angielczyk* *Barbara Zoeke*

1

Wir Simulanten

Simulieren, täuschen, tricksen,
anderen etwas vormachen:
Sie doch nicht!
Oder doch?
Dann schau'n wir mal,
was so läuft …

Kapitel 1: Die große Simulanten-Parade

Sie haben noch nie simuliert? Wirklich nicht? Vielleicht irritiert Sie nur der Begriff? Würde „täuschen“ besser passen? Oder „jemandem ein bisschen was vormachen“?

Fragen wir doch einmal konkret nach: Wie war das damals, als die Mathearbeit ohne Sie geschrieben wurde? Hatten Sie sich nicht beim Freund Ihres Vaters, einem verständnisvollen Hausarzt, ein Attest besorgt? Waren Sie wirklich erkältet oder war Ihnen einfach flau im Magen, weil Sie nicht genug gelernt hatten? Oder wollten Sie gar mit Ihrer neuen Liebe endlich einen Tag ins Grüne, in „ein Bett im Kornfeld“?

Jedenfalls wussten Sie schon damals sehr genau, mit welchen Symptomen bei Ihrem Arzt ein Attest zu ergattern war. Wofür gibt es schließlich Google & Co? Und wofür Thomas Manns Roman über den Hochstapler und Simulanten *Felix Krull* oder Theodor Fontanes Dreiecksgeschichte über *Effi Briest* und ihre vorgetäuschten Kreuzschmerzen?

Zwar verlangen die Zehn Gebote, der Katechismus und Kants Kategorischer Imperativ, dass wir nicht lügen, täuschen, tricksen. Allerdings: Die bloße Existenz dieser Vorschriften zeigt, dass Menschen sogar in erheblichem Maße gerade dazu neigen.

Wie der Mensch, so das Tier

Täuschung ist nicht einmal ein Privileg von ausgefuchsten Betrügern, Fälschern und Schwindlern. Sie gehört zur Grundausstattung jedes Menschen; sie ist ein Ergebnis der Jahrmillionen

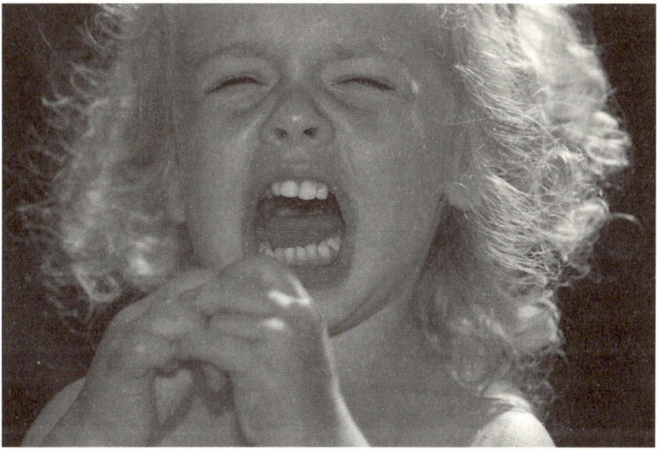

*Die **Tricks** unserer Kleinen: Goldköpfchen schreit, als ginge es um sein Leben. Geht es aber nicht. Allerdings: Mami soll endlich, endlich nachgeben.*

alten Evolution. Ob es sich nun um Schwindel, Irreführung, Betrug, Fälschung, Mogelei, Lüge, Bluff, Tricks, Finten oder Fassaden handelt, etwas davon kann jeder, und es gibt niemanden, der nicht das eine oder andere schon einmal zu seinem Vorteil genutzt hätte. Machen wir uns nichts vor: Schon sechs Monate alte Babys können es. Sie täuschen gänzlich amoralisch, wenn sie bei Mami und Papi mehr Aufmerksamkeit und Zuwendung erreichen wollen. Und jeder hat schon amüsiert zugeschaut, sei es im Supermarkt oder im Zug, wie so ein kleiner Fratz seine besorgten Eltern vorführt. Aber, um das Verhalten unserer Kids noch zu toppen: Selbst Tiere können täuschen, sogar solche, die nur über ein Strickleiter-Nervensystem verfügen. Wir Menschentiere sind keineswegs allein, wenn es darum geht, jemandem etwas vorzumachen.

Biologen und Soziobiologen haben längst nachgewiesen, dass Täuschung und Tarnung als Überlebensprinzipien auf der gesamten Stufenleiter des Lebendigen anzutreffen sind. Die Manöver dienen immer dem gleichen Zweck, irreführende Signale an andere Lebewesen zu senden, um damit Vorteile zu ergattern, sei es bei der Futterbeschaffung, der Reviernahme, bei Partnerwahl und Fortpflanzung oder bei der Flucht vor dem Fressfeind. Der Soziobiologe Robert Trivers zeigt in seinem interessanten Buch „Deceit and Self-Deception" („Betrug und Selbstbetrug") an überraschenden Beispielen, wie allgegenwärtig das Prinzip Täuschung waltet. Einige Proben seiner umfangreichen Sammlung sollen hier gegeben werden.

Mimikry – und was dazu gehört

Viele Tierarten besitzen Möglichkeiten der Tarnung als Grundausstattung. Daher müssen sie sich nicht ausschließlich durch bestimmte Verhaltensweisen schützen. Ihr bloßes Aussehen, ihr Fell, ihr Gefieder, macht sie in ihrer natürlichen Umwelt für den Fressfeind nahezu unsichtbar.

Jeder hat im Biologieunterricht von Chamäleons und von Mimikry gehört. Und dass wir im übertragenen Sinn manche sehr anpassungsfreudige Erwachsene als Chamäleon bezeichnen, ist hinreichend bekannt. Aber ist Ihnen auch geläufig, dass das Unsichtbarwerden – vergleichbar mit dem Effekt einer Tarnkappe in Sagen und Märchen – zu den häufigen Täuschungsmethoden gehört? Um natürlichen Feinden zu entgehen oder als Jäger nicht erkannt zu werden, haben zum Beispiel die Bewohner des ewigen Eises gerne ein weißes Fell. So der Eisbär einerseits, seine Beutetiere, die weißen Robbenbabys, andererseits; sie sind aus größerer Entfernung nicht vom Untergrund zu unterscheiden und haben dadurch eine gute Chance, dem hungrigen Bären zu entkommen. In Afrikas Savannen dagegen sind jagende Löwinnen aufgrund ihrer hellbraunen Färbung zwischen den bräunlichen Steppengräsern ihrer Jagdreviere kaum auszumachen. So können sie sich bei günstigem Wind nah an eine Gazellenherde heranschleichen und die ahnungslosen Tiere überraschen.

Geradezu Unglaubliches leisten allerdings einige Meerestiere, so etwa die Karnevalstintenfische. Sie haben kein schützendes Gehäuse, sind aber dick und schmackhaft. Neben Tintenwolken und Bissen verteidigen sie sich gegen ihre Fressfeinde mit einer raffinierten Tarnung. Je nach Gefahrensituation nehmen sie die Form einer Flunder, einer Seeschlange, eines Stachelrochens, einer Schnecke oder eines Rotfeuerfisches an. Solange sie auf Nahrungssuche am Sandboden entlanggleiten, können sie bis zu 1.000 Mal am Tag ihre Färbung dem jeweiligen Untergrund anpassen, von sandhell bis schwarz; bei Gefahr verwandeln sie sich z.B. in eine Flunder und schießen pfeilschnell davon.

Und selbstverständlich kennt auch der *Homo sapiens* solche Täuschungsmanöver. Der Volksmund weiß zum Beispiel von „Wölfen im Schafspelz“. Und man denke nur an die Tarnung durch Unauffälligkeit und Normalität bei den sogenannten „Schläfern“, Spionen in Wartestellung. Meist führen sie ein ganz alltägliches Leben mit einem gängigen Beruf und einer plausiblen Biografie.

Ähnliches erlebt man bei Terroristen von links und rechts, wie die kürzlich enttarnte rechte Terrorgruppe von *Mundlos*, *Böhnhardt* und *Zschäpe* erneut belegt. Jeder ihrer Nachbarn in der Zwickauer Frühlingsstraße hielt die drei Verbrecher mit den beiden Katzen für vollkommen harmlose Zeitgenossen; *Diddl-Maus* wurde Beate Zschäpe geradezu liebevoll genannt.

Und um die mächtigen religiösen Bewegungen nicht zu vergessen: Wer hat sich noch nie über die Undercover-Agenten Gottes geärgert, die Theologie in Psychodeutsch auflösen und in betont juvenilem Räuberzivil auftreten? Und über die christlichen Verführer, die sich im Schutz ihrer Soutanen an Kinder heranmachen? Von den als Studenten getarnten Killerkommandos islamischer Fundamentalisten, die die westliche Welt in Schrecken versetzen, gar nicht zu reden.

Täuschen – und wer das alles kann

Einige Tierarten verschaffen sich Vorteile mit angeborenen Verhaltensweisen, die zwar automatisch und stereotyp abgespult werden, also ohne bewusste Täuschungsabsicht, aber Feinde und Artgenossen erfolgreich austricksen können. Nur ein Beispiel, das Sie vielleicht noch nicht kennen: Glühwürmchen, die den angelockten Partner fressen. Paarungsbereite Glühwürmchen finden sich über die Leuchtsignale, die Männchen wie Weibchen aussenden. Das nutzen Weibchen einer nah verwandten Art zum Beutefang. Sie imitieren das Leuchtintervall der begehrten Verwandten, locken damit deren Männchen an und verspeisen die sexbereiten Tölpel unverzüglich, anstatt sich mit ihnen zu paaren.

Und noch eine unglaubliche Geschichte: Wussten Sie, dass die Raupen mancher Schmetterlingsarten gnadenlose Untermieter in einem Ameisenbau werden können? Tja, diese Raupen ziehen als Nutznießer ein, obwohl die Bauten streng bewacht werden. Wie der Trick aussieht, den sie benutzen? Ziemlich raffiniert. Jede Raupe kann sich zu einem Ball rollen und den Duft von Ameisenlarven verströmen. Und die vom Duft betörten Ameisen tragen die simulierende Raupe in den Bau. Dort imitiert sie die Laute einer Ameisenkönigin, die um Futter bettelt. Sofort wird sie gefüttert, als sei sie die echte Königin. Sie wird auch bevorzugt fortgetragen, falls dem Bau die Zerstörung droht. Ganz schön bescheuert, diese Ameisen, oder nicht?

Und der *Homo sapiens*? Hat nicht die Geschichte der falschen Zarentochter Anastasia, die 1920 in Berlin auftauchte und sich als die jüngste Tochter von Zar Nikolaus II. ausgab, der Boulevardpresse viele Jahrzehnte hinreichend Stoff geliefert? Und den Historikern, Schriftstellern, Drehbuchautoren ein fabelhaftes Thema? Allein acht Filme sind dazu entstanden.

Und was war mit dem Schuster Voigt, der sich in Potsdam eine Uniform kaufte und als Hauptmann von Köpenick unsterblich wurde? Aus diesem Täuschungsmanöver sind hervorgegangen: ein Theaterstück von Carl Zuckmayer, zwei Verfilmungen, ein Museum und jeden Samstag in Köpenick noch einmal das ganze Spektakel für die Touristen.

Es hat auch seine Gründe, dass ein Lieblingsspiel unserer Jüngsten „Komm, wir verkleiden uns" heißt, dass an Regentagen von Berlin bis Einödhausen Prinzessinnen, Seeräuber und Indianer die Kinderzimmer bevölkern. Und was ist mit dem Rausch des Kostümierens, wenn für die Erwachsenen die „fünfte Jahreszeit" anbricht? Das Spiel des Tarnens und Täuschens, das wir alle zu gern spielen, weil wir dann besser, schöner, bedeutender scheinen, als wir sind. „In jedem von uns steckt ein kleiner Hochstapler oder Blender", schreibt

Franziska Lamott in ihrem Aufsatz über „Hochstapler, Gauner und andere Ganoven“, und wir werden ihr nicht widersprechen.

Und hätte der *Homo sapiens* nicht sein herausragendes Talent zu variabler Mimikry und zur Imitation von Verhalten, wo blieben all die Verkleidungsorgien, die Oper, Theater, Kabarett erst möglich machen? Von den Schauspielern und Spaßmachern ganz zu schweigen.

Jammervoll wird es erst, wenn einsame Frauen von Heiratsschwindlern hereingelegt werden, wenn vertrauensselige Menschen an ihrem Lebensabend das Ersparte an Aktienbetrüger verlieren und so fort.

Aber noch ein anderes Beispiel aus unserem Alltag: Schlagen Sie die Zeitung auf, lesen Sie von Steuer*sündern* und Steuer*paradiesen*, als hätte Gott mit diesen Formen des Betrugs zu tun, ja, als wäre er es, der Orte einrichtet, die umfangreiche kriminelle Machenschaften erlauben. *Semantische* Mimikry nennen die Fachleute diese beschönigenden sprachlichen Formulierungen, und wenn Sie in Zukunft beim Zeitunglesen darauf achten, werden Sie merken: Es gibt sehr viele. Zum Beispiel geben wir zu, *etwas geschummelt* zu haben, wenn wir beim Lügen erwischt werden. Wir sagen *einschlafen* und meinen sterben, wir sprechen vom *Lebensabend* und meinen das Alter, wir sagen *Seniorenresidenz* und haben das Altersheim um die Ecke im Sinn. Totengräber gehören heute zu einem *Grüfte-Team*, das kräftige Wort *Gottesacker* haben wir erst in den *Friedhof* und jetzt in einen *Ruhewald* verwandelt; Urnen werden sogar in einem *Rosen*- oder *Apfelhain* vergraben. Und wie lauten die Sprachregelungen unserer Afghanistan-Kämpfer? „Wir haben sie gehört, aber wir konnten nicht auf sie *einwirken*.“ Ahnen Sie, was das heißt? Im Klartext: Wir konnten nicht auf sie schießen.

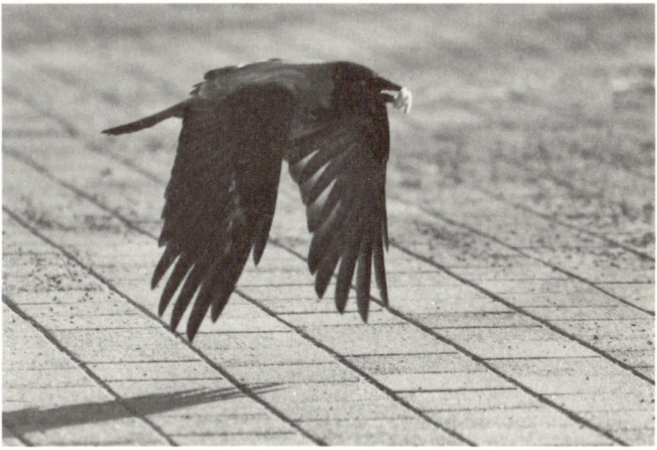

*Der Rabe, der mit der geklauten Beute abhaut. Klauen konnte er nur, weil er seinen rangtieferen Kumpanen **getäuscht** hat.*

Tricks als Werkzeug, um mehr vom Kuchen zu ergattern

In der Hirnentwicklung höher stehende Tiere – und selbstverständlich auch wir Menschen – sind in der Lage, auf die jeweilige Situation mit Werkzeuggebrauch, mit Intelligenz und Lernen zu reagieren. Entsprechend vielfältig und ausgeklügelt sind dann die Täuschungsmanöver.

Von diebischen Elstern weiß die deutsche Sprache, auch von klauenden Raben. Dass letztere sich untereinander Nistmaterial stehlen, ist schon länger bekannt. Aber sie bestehlen sich nicht nur, sie tricksen sich auch gegenseitig aus, um das Futterversteck des anderen zu plündern. Raben, die aus einem fremden Futtervorrat etwas stibitzen wollen, locken den Besitzer fort, indem sie irgendwo abseits auf dem Weg picken, so, als hätten sie selbst Futter gefunden. Der getäuschte Tor fliegt herbei, vertreibt den Trickser und untersucht die Stelle am Weg. Der Trickser wiederum fliegt schleunigst zum Platz des Ausgetricksten und frisst, was er dort findet. Nun gut, Mundraub, werden Sie sagen. Oder auch: Betrogene Betrüger.

Aber wissen Sie, was unsere nächsten Verwandten, Schimpansen und Gorillas, alles treiben? Dass sie einander mit Wurfgeschossen traktieren, und zwar erst dann, wenn das auserkorene Opfer nichts Böses mehr vermutet? Solange der Artgenosse ihnen zuschaut, halten die Angreifer das Wurfgeschoss hinter dem Rücken; sie holen es blitzschnell hervor, wenn der andere sich abgewandt hat. Soll auch Zoobesuchern schon passiert sein. Also seien Sie bei Ihrem nächsten Gang in den Zoo vorsichtig!

Mit einem anderen Trick locken Gorillas ihre Rivalen in einen Kampf. Sie werfen ein Fundstück so gegen einen Baum, dass der Rivale sich erschreckt und wie gewünscht in ihre Richtung und ihnen in die kampfbereiten Arme rennt. Und dann gibt es mächtig Prügel.

Tja, und um Paarungsverhalten und Sex nicht zu vergessen: Manch Verführer unter den Schimpansen präsentiert seinen erigierten Penis, der sich schön rot vom dunklen Fell abhebt, so geschickt hinter vorgehaltener Hand, dass er zwar sehr wohl von einem Weibchen bemerkt wird, nicht aber vom Pascha der Gruppe. Entdeckt jedoch der Pascha, dass da ein Rangniederer eines von seinen Weibchen besteigt, erzeugt der Schlingel sofort Konfusion, indem er seinerseits einen im Rang noch tieferen angreift. Und da die Ejakulation bei Schimpansen in wenigen Sekunden erledigt ist – eine längere Zeitspanne wäre viel zu gefährlich –, steigt die Wahrscheinlichkeit, dass unser tricksender junger Freund zum Zuge kam.

Fazit: Schimpansen und Gorillas täuschen oft und intelligent.

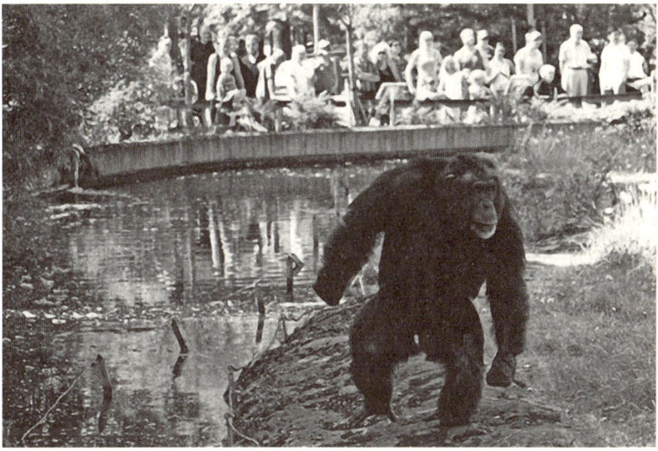

***Erst Steine sammeln, dann werfen:** Der Schimpanse Santino, ein Star der vergleichenden Intelligenzforschung, mitten in einer seiner Aktionen. Gleich wird er sich blitzschnell umdrehen und die Steine, die er sich vorher zurechtgelegt hat, auf die gaffenden Menschen schleudern. Kann man ein bisschen nachfühlen, oder nicht? Manchmal täuscht er besonders raffiniert, weil er an einem Apfel kauend auf die Gaffer zugeht. Näheres finden Sie bei Mathias Osvath in seinem 2012 erschienenen Artikel.*

Und *Homo sapiens*? *Homo sapiens* verfügt über ein reiches Spektrum von Täuschungsmanövern. Er kann sich tarnen, unsichtbar machen, sich in einen anderen verwandeln, imitieren, Aufmerksamkeit verlagern, sich dumm stellen, die anderen austricksen, alles im Kampf um die größten Reviere, die besten Futterplätze (sprich: Geld), um die besten Partner für die Fortpflanzung, die höchsten sozialen Ränge, die größte Aufmerksamkeit, und in existenziellen Gefahrensituationen auch schlicht um das eigene Überleben.

Das fängt schon bei den Babys an. Bereits mit sechs Monaten können sie Weinen gezielt als Mittel einsetzen, um Aufmerksamkeit und Zuwendung zu bekommen. Bewusst eingesetztes Weinen kann abrupt unterbrochen werden – Sie haben das schon viele Male erlebt –, wenn das Kind kontrollieren will, ob sein Weinen auch beachtet wird. Unsere unschuldigen Kleinen können ihr Verhalten sehr gut modifizieren, je nachdem, wie die Erwachsenen darauf reagieren.

Und wer lacht nicht über die Pseudoblödheit von *Felix Krull* (alias Horst Buchholz), der mit seiner gut einstudierten Nummer wehruntauglich geschrieben wurde? (Einen Auszug aus dem berühmten Roman von Thomas Mann finden Sie im Anhang.) Und über Jack Lemmon und Tony Curtis, die in Billy Wilders unsterblicher Komödie *Manche mögen's heiß* (siehe Kasten auf der nächsten Seite) in Frauenkleidern der Mafia entkamen? Und so weiter und so fort.

Täuschen und Tricksen macht schlau

Was bringt es nun, das Täuschen und Tricksen, wenn man sich die Evolution ansieht und zunächst darauf verzichtet, ein moralisches Problem daraus zu machen?

Der Soziobiologe Trivers formuliert hierzu eine ebenso überraschende wie einleuchtende Antwort. Täuschen führt zu immer besser entwickelter Intelligenz. Denn wer täuscht, um dem Fressfeind zu entkommen, wird sich häufiger fortpflanzen können als derjenige, der sich fressen lässt. Und gleichzeitig zwingt der Trickser den Fressfeind, seinerseits ausgefuchstere Strategien der Jagd zu entwickeln, sonst kann er sich weder ernähren noch fortpflanzen. Und wer den Artgenossen täuscht, um sein Futter oder sein Weibchen zu ergattern, hat wiederum bessere Chancen, zu überleben und Nachkommen zu zeugen.

Gerade bei sozial lebenden Tieren – zu denen auch das Menschentier gehört – bedeutet dies, dass nicht nur der körperlich Starke, sondern auch der besonders Gewitzte sich und seine Gene durchzusetzen weiß. Und wer die Geschichte menschlicher Sozietäten betrachtet, wird schnell bemerken, dass die Alphatiere längst nicht mehr die körperlich Stärksten sein müssen; an die Spitze rücken die, die tausend und einen Trick beherrschen.

Auf niederer animalischer Ebene sorgt das Gesetz vom Fressen und Gefressenwerden für die Entstehung nützlicher Varianten.

Flucht in Frauenkleidern

Sie haben Billy Wilders Film „Manche mögen´s heiß" noch nicht gesehen? Dann sollten Sie sich diesen Genuss bald gönnen. Denn allein den letzten Dialogsatz „Nobody is perfect" wird man für immer im Gedächtnis behalten. Die Story ist schnell erzählt: Zwei Musiker werden unfreiwillig Zeugen eines Mafia-Massakers. Sie fliehen aus Chicago in Frauenkleidern und schließen sich einer Damenkapelle an, die in einem Hotel in Florida aufspielt. Tony Curtis und Jack Lemmon sind die männlichen Helden mit Lippenstift, Ohrringen und Strapsen. Und Marilyn Monroe singt im tiefsten Dekolleté, das Sie sich vorstellen können. Nur ein hauchdünner Schleier bedeckt den damals weltberühmten Busen. Ein Reigen der Täuschung beginnt, und wer da wen austrickst, macht das Hauptvergnügen dieses Komödienklassikers aus. Mehr wird nicht verraten…

Auf der Ebene der höheren Hirnleistungen fördert Täuschung die Entwicklung intellektueller Fähigkeiten – sowohl bei den Getäuschten als auch bei den Täuschern. Untersuchungen an Affen und Kleinkindern zeigen übrigens einen engen Zusam-

Simulation, simulieren

Der Begriff *Simulation* kommt aus dem Lateinischen und bedeutet: Heuchelei, Verstellung, Vorwand, Schein, Täuschung. Das dazu gehörige Verb *simulieren* steht für: ähnlich machen, darstellen, abbilden, nachbilden, nachahmen, vorgeben, heucheln, vorspiegeln, so tun, als ob.

In der medizinischen und psychologischen Fachsprache bedeutet *simulieren* das Vorgeben einer Beeinträchtigung. Wird eine vorhandene geringfügige Störung übertrieben, spricht man dagegen von *aggravieren*, aus dem Lateinischen für *etwas schwerer machen*. In beiden Fällen soll ein Vorteil ergattert und/oder einer Verantwortung aus dem Weg gegangen werden.

In der Alltagssprache spricht man je nach Kontext von: schwindeln, mogeln, flunkern, schummeln oder kohlen, aber auch von Camouflage oder kaschieren. Immer soll damit gesagt werden, dass jemand aus zweckdienlichen Gründen mehr oder weniger von der Wahrheit abweicht.

Beispiele:
Eine Krankheit vortäuschen, um die Schule zu schwänzen, Gerichtsverfahren zu vermeiden, die vorzeitige Verrentung durchzusetzen und vieles mehr.

menhang zwischen Täuschung und Intelligenz. Je aufgeweckter zum Beispiel ein Baby ist, um so mehr täuscht es auch.

Fazit und Trost: Täuschen macht auf Dauer schlau, und zwar den Täuscher wie den Getäuschten.

Dissimulation, dissimulieren

Das lateinische Herkunftswort *dissimulatio* bedeutet Verkleidung, Maskierung, Verstellung, Schein, Verheimlichung. Das Verb *dissimulare* steht für unähnlich machen, unkenntlich machen.

In der medizinischen und psychologischen Fachsprache bezeichnet *Dissimulation* das absichtliche Herunterspielen oder Verbergen von Beeinträchtigungen, um für gesund und einsetzbar gehalten zu werden. In der Rechtsprechung kann es auch darum gehen, die Kenntnis von Verbrechen und/oder die Mittäterschaft herunterzuspielen, um nicht zur Verantwortung gezogen zu werden.

In der Alltagssprache bedeutet dissimulieren: sich verstellen, etwas verbergen, etwas verheimlichen, um sich Vorteile zu verschaffen.

Beispiele :
Ein Kind verschweigt seine Halsschmerzen, um an der Klassenfahrt teilnehmen zu dürfen. Ein Berufskraftfahrer verheimlicht einen epileptischen Anfall, um seinen Arbeitsplatz zu behalten. Homosexuelle Politiker, Sportler, Geistliche präsentieren der Öffentlichkeit eine „normale“ sexuelle Identität und verbergen ihre tatsächliche sexuelle Orientierung.

Kapitel 2: Die große Promi-Parade

All die Täuschereien und Tricksereien, die wir bei Tieren (und kleinen Menschlein) belachen oder gar bestaunen, werden beim erwachsenen *Homo sapiens* schnell zu Steinen des Anstoßes. Denn spätestens seit dem Verhaltenskatalog des *Ägyptischen Totenbuchs*, der Verkündigung der *Zehn Gebote* im *Alten Testament* und dem *Regelwerk* des *Konfuzius* gilt im Morgenland wie im Abendland: Du sollst nicht lügen, betrügen, falsch Zeugnis geben, Weib und Besitz des anderen begehren. Und genau diese Regeln brauchen wir, weil das Hirn des Menschentiers im Zuge der Evolution ein reichhaltiges Repertoire des Täuschens und Tricksens entwickelt hat und seine Möglichkeiten zum intelligenten Problemlösen gern auch in den Dienst des Lügens und Betrügens stellt.

Wir kennen es aus dem Alltag nur zu gut: Jede Form von Täuschung provoziert passende Abwehrstrategien, die dann wiederum konterkariert werden müssen. Denken Sie nur an all die kleinen Betrügereien, die im Zeitalter von Faxgeräten, Kreditkarten und Internet möglich sind und dann zu immer ausgeklügelteren Techniken der Überwachung führen müssen.

So verfügt denn auch der Gesetzgeber, dass Universitätsexamen und andere Abschlüsse nicht erschwindelt werden dürfen, dass man nicht mit falschen Titeln protzen darf, dass man nicht befugt ist, sich ein Amt anzumaßen, dass Versicherungsbetrug, aber auch Steuervergehen unter Strafe stehen, desgleichen das Fälschen von Pässen sowie der eigenen Identität.

Selbstverständlich gibt es auch da Ausnahmen. Wer, wie der jüngst verstorbene französische Widerstandskämpfer Stéphane Hessel, in die Fänge eines mörderischen Systems geriet und aus dem KZ Buchenwald nur entkommen konnte, weil er die Identität eines verstorbenen Mithäftlings angenommen hatte, wird wohl kaum belangt werden. Hier gilt im Gegenteil: Wer die Monster mit Tricks besiegen kann, ist ein Held.

Wie allerdings in unserer zivilisierten Welt das Spiel der Täuschung funktioniert, lässt sich besonders gut am Beispiel einiger Prominenter zeigen.

Hombre muerto caminando: Simulierte Gebrechlichkeit

Santiago de Chile, 3. März 2000. Tumult auf dem Vorfeld des Flughafens. Hohe Militärs, Journalisten und handverlesene Getreue erwarten einen Gast, der die Volksmeinung spaltet: Für die einen ist er der Retter des Vaterlandes, für die anderen ein Verbrecher und Massenmörder, ein *hombre muerto caminando*, ein Mann also, der Ansehen und Einfluss verloren hat, ein Scheintoter. Erwartet wird General Augusto Pinochet, 84 Jahre alt, unter Salvador Allende Oberbefehlshaber des chilenischen Heeres, der nach einem Militärputsch im Jahr 1973 die Herrschaft an sich riss und Chile bis 1990 als Diktator regierte. Seit 1998 stand er in London unter Hausarrest; dorthin hatte er sich zu einer medizinischen Behandlung begeben. Jetzt wird der mit Spannung Erwartete im Rollstuhl aus dem Flugzeug herausgerollt. Ein Helfer schiebt den General unter den Klängen deutscher Marschmusik auf chilenischen Boden. Beifall der geladenen Getreuen brandet auf. Der 84-Jährige wirkt gerührt und erleichtert. Er lächelt verschmitzt und erhebt sich zur Verblüffung aller Anwesenden aus seinem Rollstuhl. *Muerto* ist er keineswegs. Seine ersten Worte: „Hier weht ein anderer Wind."

Was war geschehen? Großbritannien hatte Augusto Pinochet aus humanitären Gründen nach Chile heimkehren lassen. Willfährige Gutachter hatten ihm Prozessunfähigkeit bescheinigt, ohne dass ein Psychiater hinzugezogen wurde. Das hätte die gängige Praxis allerdings verlangt. So hat Pinochet mit seinem simulierten Gebrechen die gesamte westliche Welt an der Nase herumgeführt. Und obwohl unter seiner Herrschaft Tausende seiner chilenischen Landsleute verschleppt, gefoltert, getötet wurden, blieben ihm dank seiner Pokerface-Gerissenheit und seiner (vermutlich hoch bestochenen) Gutachter Gerichtsverhandlung, Verurteilung und Strafe bis zu seinem Tode erspart. Demjenigen, der chilenische Flüchtlinge oder gar chilenische Folteropfer kennengelernt hat, muss es den Atem verschlagen.

Ein „vergessenes" Todesurteil

Hans Karl Filbinger, zwischen 1966 und 1978 Ministerpräsident von Baden-Württemberg, „vergisst" ein Todesurteil, das er als Marinerichter in der NS-Zeit gefällt hat. Sarkastisch fragte der SPD-Politiker Egon Bahr seinerzeit: „Wie viele Menschen muss einer hingerichtet haben, um einen von ihnen vergessen zu können?"

Hier interessiert die Frage: Handelt es sich wirklich um *Vergessen* oder um eine wohl kalkulierte, gezielt eingesetzte Gedächtnisstörung? Dies ist bis heute nicht überprüfbar. Selbst der Tatbestand des Vergessens wäre durchaus erschreckend, denn gerne vergessen wir das, was wir nicht für besonders wichtig halten. Ein Todesurteil eine Nebensache?

Oder doch eher eine *Selbsttäuschung*, wie Friedrich Nietzsche sie 1886 in *Jenseits von Gut und Böse* skizziert hat:
„Das habe ich getan, sagt mein Gedächtnis. Das kann ich nicht getan haben – sagt mein Stolz und bleibt unerbittlich. Endlich gibt das Gedächtnis nach."

Erich Fried?

Oder *Simulieren* einer Gedächtnisstörung als bewusst eingesetzte Strategie, um der Verantwortung zu entgehen? Vergessen, Verdrängen, Simulieren? Wer kennt sich aus? Wahr ist, dass es (unvollständige) Akten gibt, wahr ist, dass nicht einmal die Getreuen volle Gewissheit haben, weder Bruno Heck noch seine Tochter Susanna Filbinger-Riggert, die beide Bücher zu diesem Fall geschrieben haben. Wahr ist auch, dass ein bundesdeutsches Gericht dem bekannten Dramatiker Rolf Hochhuth gestattet hat, Hans Karl Filbinger „einen furchtbaren Juristen" zu nennen. Nicht ganz abweisen lässt sich jedoch, dass die selbst ernannten moralischen Instanzen zu moralischer Selbstüberschätzung neigen können. Wie wir alle übrigens – eine typische Form der *Selbst*täuschung.

Des Teufels Baumeister: Ein Künstler der Dissimulation

Nein, krank wurde Albert Speer nicht, als er 1945/1946 im Nürnberger Kriegsverbrecherprozess Rede und Antwort stehen musste. Hitlers ehemaliger Rüstungsminister und Generalbauinspektor, Planer der neuen Welthauptstadt *Germania* gab sich manierlich und kooperativ. Er berief sich auch nicht auf Gedächtnisstörungen, ganz im Gegenteil. Zu gern berichtete er Einzelheiten aus dem Privatleben der Nazigrößen, vor allem der toten. Schließlich gehörte er zum engsten Kreis um den „Führer" und verbrachte viele Sommer zusammen mit Frau und Kindern auf Hitlers Berghof in Berchtesgaden. Allerdings: Trotz dieser Nähe gab er vor, von den Verbrechen des Dritten Reichs nichts gewusst zu haben. Psychologisch geschickt bekannte er sich zu einer gewissen Mitschuld am NS-System, bestritt jedoch eine direkte Beteiligung an den monströsen Untaten. Da Albert Speer aus einer gut situierten Mannheimer Architektenfamilie stammte und in großbürgerlichem Milieu aufwuchs – mit französischer Gouvernante, mit Kindermädchen und Chauffeur – konnte er die Richter nicht nur durch sein gutes Aussehen, sondern auch durch seine Manieren und seine gepflegte Sprache beeindrucken. Obwohl er seit 1931 zu Hitlers Gefolgschaft gehörte, nahmen sie ihm ab, in die Pläne zur Ermordung der europäischen Juden nicht eingeweiht worden zu sein.

In Nürnberg retteten ihm seine geschmeidige Argumentation, seine pauschale Verurteilung des Nazi-Regimes und seine genialen Lügengespinste das Leben. Unverfroren stilisierte er sich als Künstler und Technokrat, der an Deportation, Sklavenarbeit, Ausrottung nicht beteiligt war. Seine Richter, selbst eher bürgerlicher Herkunft, fielen auf seine Dissimulationskunst herein: So wurden Speer zwar Kriegsverbrechen und Verbrechen gegen die Menschlichkeit, nicht aber Völkermord zur Last gelegt.

Das konnte ihm nur gelingen, weil der damaligen zeithistorischen Forschung noch nicht bekannt war, was später entdeckte Quellen zutage förderten: Sie zeigten ihn als einen Meister der Täuschung, der das Spiel, eine Fassade aufzubauen und aufrechtzuerhalten, exzellent beherrschte. So galt er als Gentleman-Nazi und stiller Retter vor Hitlers Befehl der verbrannten Erde.

Zwei Dinge muss man an Albert Speer wirklich bewundern: seine Intelligenz und sein Gedächtnis. Denn wer ein solches Gebäude aus Wahrheit und Lüge errichtet, muss alles genau durchdenken und darf nicht vergesslich sein. Und ein Glückspilz, ein Vorzugskind des Schicksals, war er auch. Schließlich legte der junge Historiker Matthias Schmidt erst

Wissenswertes!

kurz nach Speers Tod die Dokumente vor, die dessen Beteiligung am Völkermord bewiesen. Wie Susanne Willems inzwischen sorgfältig aus den Archiven zusammengetragen hat, ließ Speer für das neue *Germania* 23.765 Wohnungen jüdischer Bürger räumen. Die jüdischen Familien wurden zunächst in sogenannten Judenhäusern *geschachtelt* (sie nannten es wirklich so!) und später in die Lager des Ostens deportiert. Nach heutigen Berechnungen waren es etwa 50.500 Menschen, allein aus Berlin.

Als Speer im September 1981 im Beisein seiner Geliebten in einem Londoner Hotelzimmer starb, hatte er alle getäuscht: seine Frau, seine Freunde, seinen Verleger, seine Leser. Sogar ein brillanter Kopf wie der Zeithistoriker Joachim Fest, der Speer bei der Niederschrift seiner *Erinnerungen* half, erklärte lange nach Speers Tod in einem Buch mit dem bezeichnenden Titel „Die unbeantwortbaren Fragen", dass er nie wirklich hinter Speers Fassade blicken konnte. Vielmehr habe Speer „uns allen mit der treuherzigsten Miene der Welt eine Nase gedreht". So wird man ihn wohl als einen der berühmtesten Dissimulanten des 20. Jahrhunderts bezeichnen können.

Simulation und Dissimulation

Aus jüngerer Zeit fallen uns sofort weitere Beispiele für Täuschungsversuche ein.

Der Kriegsverbrecher Demjanjuk lässt sich zwar mit schmerzverzerrtem Gesicht auf einer Trage in den Gerichtssaal transportieren, wird aber kurze Zeit später beobachtet, wie er ohne Zeichen körperlicher Beeinträchtigung zu seinem Auto geht, einsteigt und davonfährt.

Jacques Chirac, bis 2007 Staatspräsident Frankreichs, machte Gedächtnisstörungen geltend, als er Fragen zu seiner Vergangenheit als Bürgermeister von Paris beantworten sollte. Er war wegen Amtsmissbrauchs sowie Veruntreuung und Unterschlagung öffentlicher Gelder angeklagt worden.

Und die Mafiosi, die inzwischen im feinen Zwirn der Banker und Manager den Norden Europas und Nordamerikas unsicher machen? Längst nicht mehr mit der *Lupara*, dem Wolfstöter, im Arm, sondern mit all den technischen Utensilien ausgestattet, die Betrug und Täuschung auch ohne Waffen effizient werden lassen.

Weitere Beispiele ließen sich leicht anführen. All diesen prominenten Simulanten und Dissimulanten dürfte die Absicht gemeinsam sein, öffentliche Untersuchungen und Gerichtsverfahren zu blockieren, um Karrieren zu retten und/oder gesetzlichen Strafen zu entgehen.

Die Medien als Vergrößerungsglas

Und was bringt uns das jetzt, diese Parade prominenter Simulanten und Dissimulanten? Häme? Neid? Oder doch mehr?

Betrachtet man die Medien als eine Art Vergrößerungsglas, so spiegeln all die Zeitungsberichte und Fernsehtalks über die Tricksereien der Promis wider, dass auch der *Homo sapiens* des 20./21. Jahrhunderts darauf aus ist, sich und den Seinen die besten Futterplätze, die besten Möglichkeiten der Fortpflanzung und die höchsten sozialen Ränge zu sichern. Mögen die Formen gewechselt haben, die Ziele bleiben. Wir zeigen das falscheste Lächeln, aber mit blendend weißen Zähnen.

Und die Lebenserinnerungen, die mit Hilfe versierter Ghostwriter den Nachruhm erhalten sollen, sie zeigen auf

Hochglanzpapier: alles ein bisschen trauriger (die Kindheit!), alles ein bisschen anstrengender (die Karriere!), alles ein bisschen bedeutsamer (die eigenen Sätze über die Welt!). Und der Erfolg? Er ist natürlich immer dem eigenen Einsatz, der eigenen Begabung zu verdanken. Weder Zufälle noch Förderer noch Halunkenstücke werden erwähnt. Oh, wir begabten Retuscheure!

Kapitel 3: Wir ganz normalen Simulanten

Betrachtet man die Kunst des Simulierens im Alltag ein bisschen näher, muss man feststellen:

Die Vorteile toppen die Gefahr.

Auf den Punkt gebracht, will ziemlich jeder Mann, jede Frau und jedes Kind:

Unangenehmes vermeiden,
aber mehr vom Kuchen haben.

Und da ein gewiefter Trickser selten auf frischer Tat ertappt wird, sondern erst einmal die Vorteile des Tricksens genießen kann, wird ziemlich häufig simuliert.

Unangenehmes vermeiden

Und was gibt es nicht alles, was man gerne vermeiden möchte? Diese Liste erhebt keinen Anspruch auf Vollständigkeit:

→ die Schule (denken wir nur an Hanno Buddenbrook),
→ Prüfungen im Allgemeinen (Achtung, jetzt sind Sie selbst dran!),
→ den Wehrdienst (hier ist der charmante Simulant Felix Krull ein gutes Beispiel),
→ den Kriegsdienst (lesen Sie dazu Hemingways herzzerreißenden Roman „In einem anderen Land“),
→ täglich zur Arbeit gehen (wer hat noch nie „blaugemacht“?),
→ unangenehme Arbeitsbesprechungen (Schnupfen oder Magenprobleme vortäuschen),

- unangenehme Familientreffen (siehe oben),
- Straf- oder Gerichtsverfahren (Krankwerden leicht gemacht, sofern die Ärzte mitspielen),
- öffentliche Untersuchungen – die Mediengerichte für Politiker und Promis (mit Zeugen Absprachen treffen…),

und so fort…

Wahrscheinlich werden Sie manches streichen und manches hinzufügen wollen. Machen Sie sich einfach Ihre ganz persönliche Liste. Aber Achtung: Wer hier und dort ein bisschen simulieren will, muss sich auskennen (vgl. dazu den zweiten und dritten Teil unseres Buches), und er sollte ein gutes Gedächtnis haben. Denn man muss sehr genau im Kopf behalten, was man wem und wo gesagt hat und welche Leiden man wem und wo vorgespielt hat.

Mehr vom Kuchen bekommen

Und jetzt die Frage: Wie sehen die Kuchen aus, von denen Sie ein etwas größeres Stück bekommen wollen? Hier unsere Liste, Ihre kann wiederum ganz anders sein.

- Filme, Lokale, Clubs ab 18 besuchen können (sich älter machen, als man ist),
- beim Arbeitgeber eine Auszeit ergattern (eine schwer überprüfbare, aber heilbare Krankheit simulieren),
- mehr Steuern zurückbekommen (z.B. das Arbeitszimmer um ein paar Quadratmeter vergrößern),
- dem Arbeitgeber mehr Spesen abluchsen (bei der Reisekostenabrechnung etwas höher gehen),
- bei Versicherungen absahnen (hier ist der Film „Der Glückspilz“ mit Jack Lemmon als Simulant zu empfehlen),

- früher in die Rente eintreten (z.B. chronische Rückenschmerzen simulieren),
- ein interessantes Doppelleben führen (im Internet ein attraktives zweites Ich präsentieren, schöner und schlauer als in Wirklichkeit),
- mehr Aufmerksamkeit erreichen (z. B. blond werden oder sich mit einer besonderen Biografie schmücken),
- wieder einen Partner finden (sich die Haut straffen lassen, sich jünger machen, als man ist),

und so fort...

An den genannten Beispielen kann man leicht ablesen: Beim Ergattern von Vorteilen geht es um Geld, darum, für sich und die Seinen die besten Futterplätze und die besten Reviere (sprich: Wohnungen, Häuser) sowie alle sonstigen Konsumgüter unserer Welt zu beschaffen.

Aber es geht auch um bessere Bedingungen bei der Partnerwahl, um Aufmerksamkeit und soziale Anerkennung, um selbstbestimmte Arbeit und um das Freisein von Mühen.

„Blaumachen" als kulturelle Tradition

Europaweit geht eine Milliarde Arbeitsstunden im Jahr durch „Blaumachen" verloren, wie Verena Schorcht anhand einer groß angelegten Studie feststellt.

Woher kommt das schöne Wort „Blaumachen" und dieses kulturelle Phänomen? Die Begriffe „Blaumachen" und „Blauer Montag", noch heute im deutschen Sprachraum für Nichtstun gebräuchlich, sollen aus der Zeit stammen, als die Indigo-Färber die frisch gefärbten Tücher am Montag zum Trocknen ausbreiteten und danach eine Arbeitspause einlegten.

In der mittelalterlichen Gesellschaft gehörte der „Blaue Montag“ zur Festkultur. Ausgiebiges Essen, Trinken, Tanzen und Feiern verschönerten den Tag. Erst die kapitalistische Organisation von Arbeit mit ihrer unflexiblen Zeittaktung erzwang die moralische Ächtung des „Blaumachens“ sowie die des „Blauen Montags“. Auch andere Sprachkreise haben übrigens sehr schöne Wörter für dieses Phänomen: „to take a sicky on Monday“, sagen die Briten, „bumelóvac“ unsere polnischen Nachbarn.

Blaumachen ist heute noch eine beliebte und verbreitete Art, sich entweder eine Ruhepause oder zusätzliche Freizeit zu verschaffen, häufig aber auch, um heimlich an einer weiteren Arbeitsstelle Geld zu verdienen. Internetforen bieten Hilfen an, wie man beim Arbeitgeber eine Kranken-Auszeit erreichen kann, ohne in den Verdacht des Simulierens zu kommen. Gewarnt wird davor, als Ruhetag den Freitag zu wählen; der Dienstag oder der Donnerstag werden empfohlen. Desgleichen wird über verschiedene Typen von Simulanten informiert, beispielsweise:

- *Simulierende Täuscher*, die Krankheitssymptome produzieren, ohne irgendwelche Beschwerden zu haben.
- *Übertreiber* (oder *Aggravierer*), die leichte körperliche Beschwerden übergroß darstellen.

Üblicherweise arbeiten Simulanten mit unbestreitbarer Fantasie. Häufig machen sie jedoch den Fehler, bei der Darstellung ihrer Beschwerden zu dick aufzutragen; auch schildern sie unterschiedliche Symptome, die aus medizinischer Sicht gar nicht gemeinsam auftreten können (Näheres dazu im zweiten und dritten Teil).

Hermann Bueren nennt in seinem Buch „Drückeberger, Simulanten, Scheinkranke“ das Blaumachen eine Alltagserscheinung. Er spricht von einer *Absenzkultur*, also einer *Abwesenheitskultur*, und plädiert dafür, über das beinahe alltägliche, gelegentliche Bummeln offen zu sprechen. Das scheint auch deswegen nötig zu sein, weil die zunehmende Zahl von Tele- und Heimarbeitsplätzen jedwede Kontrolle erschwert.

Problematisch wird es allerdings dann, wenn Arbeitnehmer blaumachen, um schwarz auf dem Bau zu arbeiten oder bei Umzugsfirmen zu helfen etc. In diesem Fall sichert die ärztlich bescheinigte Arbeitsunfähigkeit den Simulanten ein weiteres Einkommen auf Kosten des Arbeitgebers. Hier handelt es sich also um zweifachen Betrug. Seien Sie also vorsichtig!

Es gibt inzwischen Detekteien, die auf diese Betrügereien spezialisiert sind. Eine recht bekannte Detektei erreicht mit einschlägigen Aufträgen 75 Prozent ihres Jahresumsatzes. Diese Firma wirbt damit, dass sie rund 90 Prozent der Fälle betrügerischen „Krankfeierns" aufklärt. Und wenn handfeste Beweise auf den Tisch gelegt werden, etwa Fotos, wie Sie Möbel schleppen, hilft auch der Gang zum Arbeitsgericht nichts mehr. Dann hilft nur Einlenken. Aber was dann? Kündigung? Arbeitslosigkeit? Manchmal toppen die Gefahren eben doch die Vorteile, zumindest langfristig.

Und übrigens, neben den professionellen Detektiven gibt es auch noch den berühmten Kommissar Zufall. Oder haben Sie nicht von dem krankgeschriebenen Briten gehört, der in Australien seinen Zusatz-Urlaub genoss und dort mehrere Kinder vor einer Hai-Attacke rettete. Er packte das Tier beherzt am Schwanz und zerrte es in tieferes Wasser. Diese Heldentat filmte ein zufällig anwesendes Team des britischen Fernsehens, und schwupps, war unser Held seinen Job los. Seine Arbeitgeberin war – Ironie des Schicksals – eine Londoner Wohltätigkeitsorganisation für Kinder.

Versicherungsbetrug als „Kavaliersdelikt“?

Jährlich melden Schadens- und Unfallversicherungen allein in der Bundesrepublik Deutschland Schäden in Höhe von 42 Milliarden Euro. Die Branche schätzt, dass zehn Prozent dieser Summe, also 4,2 Milliarden Euro, auf fingierten Schäden beruhen. Auch ist bekannt, dass die Betrüger immer ausgefuchster werden, was nicht zuletzt dem Internet zu verdanken ist. Am meisten betroffen sind die privaten Haftpflicht- und Hausratversicherungen. Da wird mal schnell ein kaputtes Handy gemeldet. Es sei heruntergefallen, wird angegeben. In Wahrheit wurde es jedoch durch Fußtritte zerstört. Oder es ist der Flachbildschirm des Freundes, den man aus Gefälligkeit umgestoßen hat, so dass er nun zersplittert ist. Diese Meldungen häufen sich immer dann, wenn neue Modelle auf den Markt gekommen sind.

Im Internet werden in zahlreichen Foren Tipps angeboten, wie man den Betrug am besten anlegt, so dass bei der Versicherung kein Verdacht aufkommt. Übrigens betrachten 20 Prozent aller Deutschen Versicherungsbetrug als Kavaliersdelikt. Bei einer Umfrage des Gesamtverbands der Deutschen Versicherungswirtschaft gaben 12 Prozent der Teilnehmer an, dass sie schon einmal einen Bekannten oder Verwandten zu Hilfe geholt hätten, damit er der Versicherung einen fingierten Schaden melden kann. 4 Prozent gaben offen einen Versicherungsbetrug zu.

Immer häufiger wird auch zu gezielten Selbstverletzungen gegriffen. Einige Beispiele seien genannt, aber bitte: Ahmen Sie das nicht nach!

→ Ein Schlosser sägt sich einen Daumen ab, nachdem er vier Monate zuvor eine Unfallversicherung abgeschlossen hatte.

- Ein Mann lässt sich auf Druck seiner Freundin von einem Auto überfahren, um eine hohe Versicherungssumme zu kassieren.
- In Russland mehren sich Fälle eines anderen, ganz neuartigen Versicherungsbetrugs. In halsbrecherischen Aktionen werfen Menschen sich gegen fahrende Autos und Busse. Sie fingieren so einen Unfall und erhoffen, dadurch Zahlungen aus den Versicherungen der Autobesitzer zu erreichen. „Kamikaze-Betrüger" nennt die Presse diese Hasardeure. Inzwischen montieren viele Autofahrer eine Kamera hinter der Frontscheibe, um ihre Unschuld beweisen zu können, so bei Focus Online.

Und das ist noch lange nicht alles an ganz alltäglicher Trickserei, ja Kriminalität. Wie hoch würden Sie den Gegenwert der jährlichen Ladendiebstähle in Deutschland einschätzen? 400.000 Euro? 4 Millionen? Oh nein. Es sind jährlich mehr als 4 Milliarden Euro! Die Diebe kommen aus allen Bevölkerungsschichten, und die Tricks zur Umgehung der elektronischen Sicherung werden immer raffinierter.

Jongleure und Trickser mit sehr weißem Kragen

Fallen Ihnen zu diesem Thema auch zuallererst die Banker ein? Oder die Anlagebetrüger, die einfachen Leuten faule Papiere verkaufen, bis das Häuschen überschuldet ist und unter den Hammer kommt? Oder die betrügerischen Könige des Schneeballsystems, die selbst Reichen ihr Geld abluchsen, weil sie überhöhte Zinsen versprechen?

Der Filmemacher Dieter Wedel hat über einen dieser Betrüger den spannenden Zweiteiler „Gier" gedreht. 150 Millionen Euro hat Jürgen H. ergattert und davon ungefähr 100 Millionen mit seinem luxuriösen Lebensstil verprasst. Und wir Normalos schwanken zwischen Bewunderung und Entsetzen. Vielleicht beschleicht uns auch das Gefühl, noch einmal davon gekommen zu sein, der Gier nicht nachgegeben zu haben? Denn ohne die Gier der Anleger würde kein Betrüger erfolgreich jonglieren können.

Diese Millionenbetrüger stehen immer wieder in allen Zeitungen. So berichtete z.B. die Süddeutsche Zeitung von Don Ligestri, einem Sizilianer, der mit seiner Familie längst in einem teuren Bezirk Mailands residiert. 12.000 Kleinanleger hat er um 300 Millionen Euro geprellt und einiges davon in der Schweiz gebunkert. Nicht gerade kleinlich. Was meinen Sie?

Weniger Aufmerksamkeit widmen wir dem betrügerischen Jonglieren mit Wissen. Nein, hier ist nicht der ehemalige Verteidigungsminister gemeint, oh nein. Wir meinen das lukrative Geschäftsmodell „Tausche Geld gegen Titel". *Beratung* und *Coaching*, so liest man es in den Kleinanzeigen großer Zeitungen. Hier werben die Fabriken, in denen Examens- und Doktorarbeiten produziert werden. Und wie sonst auf dem Markt gibt es Ich-AGs, Kleinbetriebe und größere Produktionsstätten. Bekannt will hier keiner werden. Die Betriebe funktionieren fabelhaft, aber ganz im Stillen.

Ein weiterer Typ trügerischen Jonglierens mit Informationen soll nicht unerwähnt bleiben: Das *Fälschen* von Forschungsergebnissen. Um nur ein Beispiel zu nennen: Mehr als zwei Dutzend Mal hat Dr. S. die Daten seiner Forschungsarbeiten erfunden oder dreist manipuliert, ein bemerkenswert intelligenter und geschickter Fälscher. Denn schließlich haben hochrangige Fachzeitschriften die Arbeiten gedruckt. Und noch kurz vor seiner Entlarvung sollte er von Deutschlands renommiertester Forschungseinrichtung, der Max-Planck-Gesellschaft, zum Direktor berufen werden. Bei dieser Fallhöhe ist der Absturz sehr tief.

Also seien Sie vorsichtig! Manchmal toppen die Gefahren eben doch den Vorteil. Manchmal ruiniert falscher Ehrgeiz die glänzend begonnene Karriere.

Ein ganz besonderes Kapitel: Selbstverletzungen und Simulation von Krankheiten zur Vermeidung des Kriegseinsatzes

Im Zweiten Weltkrieg wurden annähernd 10.000 Soldaten allein wegen Simulation von Krankheiten oder von Selbstverletzungen zum Tode verurteilt. Um der Front zu entkommen und ihr Leben zu retten, hatten sich einige eine schwerwiegende Verletzung zugefügt, die nur in Deutschland behandelt werden konnte. Wurde entdeckt, dass die Verletzung selbst verursacht war, folgte eine Anklage wegen „Zersetzung der Wehrkraft des Volkes“. Vor allem gegen Ende des Krieges reichte dies, um die armen Teufel zum Tode zu verurteilen. Selbstverstümmelung war im Übrigen ein Delikt der einfachen Soldaten. Das überrrascht nicht gerade, waren der Leidensdruck und die Gefahr, im Kampfeinsatz getötet zu werden, bei ihnen doch weit größer als bei den höheren Rängen oder gar in der Etappe.

Von den Selbstverletzern und Simulanten sorgfältig zu trennen sind die jungen Soldaten, die durch den Kriegseinsatz traumatisiert wurden. Im Ersten Weltkrieg sprach man durchaus abwertend von „Kriegszitterern“, heute spricht man von einer „Posttraumatischen Belastungsstörung“ (Näheres im dritten Teil unseres Buches).

Wenn der Körper schreit, weil die Seele leidet

Der Simulation ähnlich, aber unbedingt gegen sie abzugrenzen, sind die „somatoformen Störungen“ (aus dem Griechischen von *sõma,* gleich Körper); als Beispiel sei die sog. *Konversionsstörung* genannt. Ihre Kennzeichen sind sensorische und/oder motorische Ausfälle, wie etwa plötzlicher Verlust des Sehvermögens oder plötzlicher Verlust der Muskelkontrolle (Lähmungserscheinungen). Diese somatoformen Störungen haben keine nachweisbaren anatomisch-physiologischen Grundlagen und sind willentlich nicht kontrollierbar. Die Konversionsstörung hat mit den simulierten Krankheiten lediglich die Zielsetzung gemeinsam: Sie dient dem Zweck, besonderen Belastungssituationen auszuweichen oder einer bestimmten Verantwortung zu entgehen, allerdings ohne Beteiligung des Bewusstseins. Achtung: Solche Konversionsstörungen bedürfen einer zeitaufwendigen *tiefenpsychologisch orientierten Therapie*, um die Problematik bewusst zu machen. Des Weiteren ist eine *Verhaltenstherapie* notwendig, um die Kompetenzen der Alltagsbewältigung zu verbessern. Für Simulanten reicht es, ihnen kurz auf die Pfoten zu hauen – so man will.

2

Simulanten in der ärztlichen Sprechstunde

Sie doch nicht! Oder doch?
Dann wenigstens richtig!

Nachdem wir uns im ersten Teil dieses Buches mit den zahlreichen Formen des Täuschens und Tricksens befasst haben, soll jetzt ein wichtiger Bereich herausgegriffen werden: die ärztliche Praxis als Bühne für Simulanten. Hier wird zwar häufig, aber keineswegs besonders raffiniert simuliert. Kreuzschmerzen, Rückenschmerzen, Schulterprobleme, Tennisarm und anderes mehr, wer hat noch nicht von solchen Beschwerden gehört? Und manch einer wird sie auch schon simuliert haben, um sich eine kleine Auszeit zu ergattern. Woran medizinisch geschulte Fachleute dilettantische Aufführungen erkennen, zeigen einige Beispiele aus der Praxis. Und selbstverständlich erhalten Sie hier auch ein paar Hinweise - augenzwinkernd, versteht sich - wie Ihr Auftritt glaubwürdig wird und was Sie unbedingt vermeiden sollten. Viel Erfolg!

Kapitel 1: Das Kreuz mit dem Rücken und dem Kreuz

Für alle, die eine Simulation bei einem Orthopäden vorhaben, bieten Beschwerden des Halte- und Bewegungsapparates eine reichhaltige, fast unbegrenzte Quelle für erfundene Gebrechen. Aber seien Sie bitte vorsichtig! Ihre Klagen müssen einer eisernen klinischen Logik folgen. Ein unerfahrener Simulant wird ohne gute Vorbereitung ziemlich schnell scheitern. Dann läuft er Gefahr, enttarnt und bloßgestellt zu werden. Wenn Sie also unerfahren sind, würden wir Ihnen vom Besuch bei einem Orthopäden abraten. Er ist ein Facharzt mit ausgeprägter Spezialisierung und weiß einfach zu viel über Knochen, Gelenke, Muskeln. Auch über das Nervensystem weiß er sehr genau Bescheid, vor allem das sog. *periphere*, der

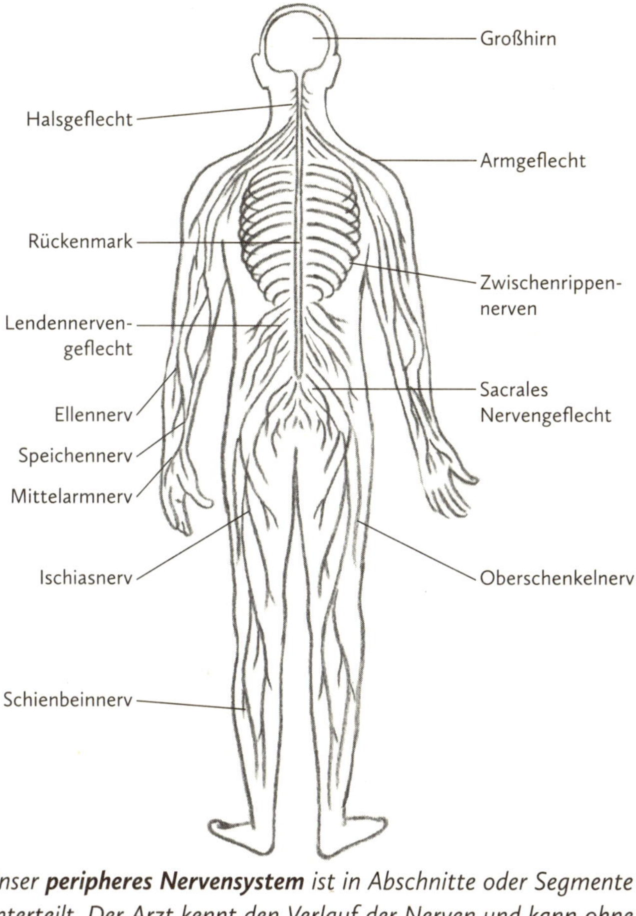

Unser ***peripheres Nervensystem*** *ist in Abschnitte oder Segmente unterteilt. Der Arzt kennt den Verlauf der Nerven und kann ohne Weiteres angeben, welcher Nerv betroffen sein muss, wenn Sie über Missempfindungen oder Taubheit etwa an der linken Hand oder dem rechten Fuß klagen. Unser Nervenmensch ist ein bisschen unvollständig, aber Sie bekommen eine hinreichende Idee vom Nervenverlauf.*

Teil unseres Nervensystems, der außerhalb des Gehirns und des Rückenmarks liegt. Näheres sehen Sie in der Abbildung auf Seite 45.

Suchen Sie also lieber einen Allgemeinarzt auf. Die bekannte Spöttelei über den Unterschied zwischen Allgemeinarzt und Facharzt ist Ihnen sicher vertraut: Der Allgemeinarzt weiß nichts über alles, der Facharzt weiß alles über nichts. Also gehen Sie auf Nummer sicher.

Rückenschmerzen – Kreuzschmerzen

Etwa 80 Prozent aller Erwachsenen leiden gelegentlich unter Rücken- oder Kreuzschmerzen. Diese Beschwerden gelten inzwischen als Volkskrankheit.

Lassen Sie uns die täglich vorgetragenen Beschwerden etwas näher klären. Wo beginnen die Rückenschmerzen, wo die Kreuzschmerzen? Vermutlich wissen Sie es nicht genau.

Also: Schmerzen vom Schulter- und Nackenbereich bis zur untersten Rippe – das sind *Rückenschmerzen.*

Schmerzen ab der untersten Rippe bis zur Afterfurche – das sind *Kreuzschmerzen.* Auf der nächsten Seite sehen Sie diese Unterteilung im Bild.

Bei Beschwerden wie Rücken- oder Kreuzschmerzen ist es keineswegs einfach, in kurzer Zeit eine angemessene Diagnose zu stellen. Schmerzen in einer bestimmten Gegend des Körpers zu haben, bedeutet zunächst nichts weiter als bestimmte Krankheitszeichen oder Symptome vorzuweisen. Von einer Diagnose, also der Feststellung der Ursache für diese Schmerzen, sind wir noch weit entfernt. Ohne Diagnose ist jede Behandlung aber lediglich symptomatisch ausgerichtet. Gegen Ihre Schmerzen bekommen Sie

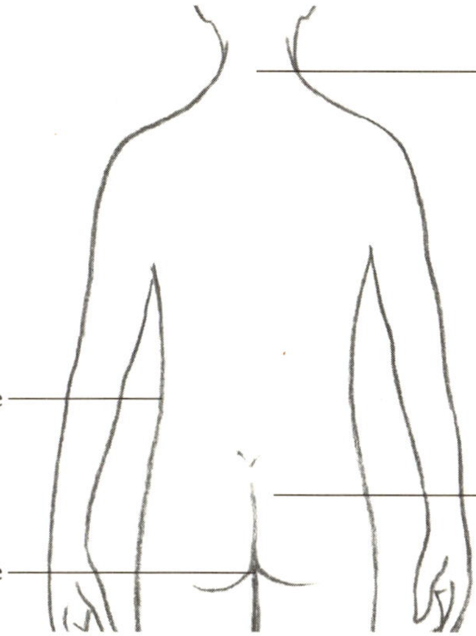

Rückenschmerzen: *Schmerzen vom Nacken bis zur Taille (letzte Rippe); im ärztlichen Attest als „Dorsalgie" beschrieben. Betroffen ist die Hals- und Brustwirbelsäule.*
Kreuzschmerzen: *Schmerzen von der Taille bis zur Afterfurche; im ärztlichen Attest als „Lumbalgie" beschrieben.*

schmerzlindernde Medikamente, zusätzlich vielleicht die Überweisung in eine Praxis für Physiotherapie (etwa für Massage oder Wärmebehandlung, aber eventuell auch für Akupunktur etc.). In diesem „klinischen Topf" kochen verschiedene Krankheiten sowohl körperlichen als auch seelischen Ursprungs. Um eine vertretbare Diagnose zu erreichen, sind breit gefächerte orthopädische, radiologische und neurologische Untersuchungen erforderlich. Schon die Aufzählung zeigt, dass es dabei nicht ohne größeren Zeitaufwand gehen kann.

Aber zurück zu den Rücken- und Kreuzschmerzen. Wenn Ärzte über Beschwerden reden – das haben Sie sicher schon bemerkt, vermutlich manchmal mit einigem Ärger – benutzen sie gerne Wörter griechischen bzw. lateinischen Ursprungs – klingt einfach feiner und für den Patienten ziemlich geheimnisvoll.

Also:

- *Rückenschmerzen oder Dorsalgie* (aus dem Lateinischen von *dorsum*, gleich Rücken, und *álgos* aus dem Griechischen, gleich Schmerz): Die beiden Wortkomponenten beschreiben ein Symptom, nämlich die Tatsache, dass der Patient Schmerzen in der Rückengegend hat. (Sie erinnern sich: Schmerzen von Nacken/Schultern bis zur letzten Rippe.)
- *Kreuzschmerzen oder Lumbalgie* (von *lumbus*, lat. gleich Lende, und *álgos*, griech. gleich Schmerz): Wiederum beschreiben die beiden Wortkomponenten ein Symptom, nämlich, dass der Patient Schmerzen in der Lendengegend hat, umgangssprachlich also Kreuzschmerzen. (Wie Sie bereits wissen: Schmerzen im Bereich zwischen der letzten Rippe und der Afterfurche.)

Beide Bezeichnungen sind also keineswegs Diagnosen, sondern lediglich Symptombeschreibungen. Wenn Sie in Ihrem ärztlichen Attest einen dieser beiden Begriffe finden, dann wissen Sie jetzt auch, dass der Arzt noch nach einer Diagnose suchen muss – wir wollen jedenfalls hoffen, dass er es tut. Aber niemand wird von ihm verlangen, dass er in die Bescheinigung schreibt: „Ich weiß es nicht". Stattdessen schreibt er eben *Dorsalgie* oder *Lumbalgie* – das hört sich viel besser an als Rücken- oder Kreuzschmerzen.

Wie Sie garantiert beim Täuschen erwischt werden

In diesem Zusammenhang gleich einen guten Rat: Wenn Sie Beschwerden schildern, vermeiden Sie fachärztliche Formulierungen; das macht Ärzte zornig. Schließlich ist es deren Aufgabe, die Diagnose zu stellen, nicht Ihre. Unterlassen Sie es also tunlichst, selbst gestellte Diagnosen oder Diagnosen aus einem medizinischen Lexikon zum Besten zu geben. Es ist gut möglich, dass Sie etwas Wichtiges vergessen und sich vor dem Arzt blamieren.

So verrät Sie z.B. die folgende Selbst-Diagnose als Simulanten, noch bevor Sie den Satz zu Ende gebracht haben: „Herr Doktor, ich leide seit drei Tagen unter tierischer Lumbago, mit Ausstrahlung der Schmerzen in beide Beine bis hin zu den Füßen. Ich kann nicht gehen, stehen, liegen…“ Ein solcher Satz kann einen Arzt wütend machen, bedeutet er doch eine enorme Unterschätzung seiner medizinischen Fachkenntnisse. Am liebsten würde man den Trickser anfahren: „Dann gehen Sie doch zum Tierarzt, wenn es Ihnen tierisch wehtut.“

Aus medizinischer Sicht ist diese Beschreibung vollkommen falsch. Ganz abgesehen davon, dass Sie die Schmerzen einer echten *Lumbago*, also eines Hexenschusses, kaum drei Tage ohne ärztliche Hilfe verkraften könnten.

Lumbago

Bei der von Ihnen angegebenen *Lumbago* handelt es sich um einen akuten Schmerz in der Lendengegend, volkstümlich auch Hexenschuss genannt (*lumbus*, gleich Lende; aus dem Lateinischen). Dieser Schmerz kann so heftig sein, dass Sie nach einigen Minuten den Rettungswagen rufen. Allerdings: Eine Ausstrahlung des Schmerzes in die Beine, und dann auch noch in beide gleichzeitig: Quatsch! Bei einer Lumbago ist das Nervensystem der Wirbelsäule gereizt, was rein gar nichts mit den Spinalnerven zu tun hat, die aus der Wirbelsäule austreten und den Schmerz in die Peripherie, also z.B. in die Beine, tragen könnten. Sie sagen, dass Sie nicht gehen, stehen, liegen können, aber Sie sind zu Fuß in die Praxis gekommen! Eine Lumbago kommt nicht in die Praxis, sie landet eher in der Rettungsstelle einer Klinik.

Also Sie sehen: Besser, Sie verzichten auf medizinische Fachbegriffe. Denn eigentlich müsste der Arzt nach Ihrer Klage sagen: „Lieber Patient, was Sie mir hier erzählen, lässt sich mit dem gängigen medizinischen Wissen nicht vereinbaren. Was führen Sie eigentlich im Schilde?"

Allerdings gilt aus ärztlicher Sicht auch: Jeder Patient ist zum Untersuchungszeitpunkt erst einmal ein großes klinisches Fragezeichen. Vielleicht lauert im Hintergrund eine schwere, noch unbekannte Erkrankung, die zu dieser scheinbar unlogischen Kombination von Beschwerden führt? Infrage kommen zahlreiche organische, aber auch unterschiedliche Störungen im psychischen Bereich. Aus ärztlicher Sicht gilt also stets, mit größter Sorgfalt zu untersuchen und erst dann eine Diagnose zu stellen, wenn alle Befunde vorliegen. Das ist gewöhnlich frühestens beim zweiten Arztbesuch möglich. Ob die Diagnose dann „Simulation" heißt? Wer kann das bereits bei der ersten Vorstellung wissen?

Sie sollten in jedem Fall damit rechnen, dass Fachleute die Glaubwürdigkeit Ihrer Berichte einschätzen können und stillschweigend mit den Untersuchungsbefunden abgleichen. Und Fachleute bemerken auch, ob Sie ungenaue oder unvollständige Angaben machen.

Wie Sie erwischt werden könnten – oder auch nicht

Wenn Sie Rücken- oder Kreuzschmerzen simulieren wollen, stellen Sie sich bitte auf Folgendes ein: Ihr Arzt behält Sie im Auge. Nicht nur im Untersuchungsraum, sondern auch *vor* und *nach* der Untersuchung.

Sollten Sie sich also im Wartezimmer zunächst frei bewegen, vielleicht sogar bücken oder mühelos aus der Hocke aufrichten und anschließend mit auffälliger motorischer Behinderung das Untersuchungszimmer betreten, machen Sie sich ziemlich verdächtig. Und dies ist häufig zu sehen: Patienten, die kaum gehen können und unbeholfen mit Gehhilfen, also Stöcken, Unterarmstützen oder sogar einem Rollator hantieren, lassen ihre Gehhilfe aus Versehen in der Praxis stehen, weil sie eben nicht ernsthaft, sondern nur als Requisite benutzt wurde. Die Arztpraxis dient in solchen Fällen als Bühne, auf der der Simulant seine Rolle spielt und sein nicht vorhandenes Leiden für die Umwelt visuell, aber auch akustisch verdeutlicht.

Neben auffälligen Gehstörungen kommt häufig auch die Hand zum Einsatz. Sie zeigt immer an, wo es wehtut: Also in der Lendengegend, wenn es sich um Kreuzschmerzen handelt, in der Bauchgegend bei Bauchschmerzen etc.

Schwierig ist es allerdings, die Simulantenrolle wirklich durchzuhalten. Betrachten wir einen Patienten mit einem simulierten Problem der Bandscheiben: Meist bleibt er zunächst stehen und lehnt mit von Schmerz gezeichneter Stimme ab, sich hinzusetzen. Da ihm die anatomischen bzw. pathologischen Spielregeln unseres Körpers nicht genau bekannt sind, macht er vieles falsch. Er steht bei der Befragung durch den Arzt und sendet Schmerzlaute als Signal des Leidens aus, um sich nach kurzer Zeit dann doch hinzusetzen, also die Position einzunehmen, die eingangs als zu schmerzhaft abgelehnt wurde. Auch im Sitzen bemüht er sich, weiterhin Botschaften des Leidens auszusenden. Unfähig, still zu sitzen, macht er mit schmerzverzerrtem Gesicht und leisem Stöhnen entlastende Körperbewegungen. Interessanterweise bilden sich diese „Symptome" im Laufe der Befragung spontan zurück, vermutlich, weil durch die Anforderungen der Befragungssituation die Aufmerksamkeit verlagert wird, vielleicht auch, weil unser Simulant die Rolle nicht gut eingeübt hat und das eine oder andere vergisst. Kaum ein Simulant wird sich vorstellen können, wie viel ein guter Arzt bereits bei der Aufnahme der Krankengeschichte oder auch Anamnese (aus dem Griechischen vom *anámnesis*, gleich Erinnerung) sehen kann. Allerdings nur dann, wenn er sich dafür wirklich Zeit nimmt, und zwar nicht nur für Privatpatienten, sondern auch für Kassenpatienten.

Je länger die Befragung dauert, desto mehr widersprüchliche oder gar falsche Informationen lassen sich herausfiltern. Besonders aufschlussreich können Fragen sein, die zeitlichen Zusammenhängen nachgehen (Seit wann? Wie oft? Wie lange?). Also überlegen Sie sich vorher sehr genau, was Sie auf diese Fragen antworten wollen, und am besten schreiben Sie es sich auf. Und lassen Sie sich nicht verführen. Ein guter Arzt wird die Befragung nicht als eine Art Verhör gestalten, dann wären Sie ja auf der Hut. Er wird mit Ihnen sehr kunstvoll ein Gespräch führen, in dem Sie vielleicht mehr von sich verraten, als Ihnen lieb ist. Wenn er Sie zum Beispiel nach Ihrer Freizeitbeschäftigung fragt und Sie ihm begeistert erzählen, dass Sie gestern Schlittschuhlaufen waren, tja, wäre nicht so gut.

Auch die körperliche Untersuchung verlangt geschärfte Aufmerksamkeit. Hier spielt nicht nur der „erste Eindruck" eine Rolle, der bereits über mögliche Schonhaltungen und Behinderungen Aufschluss gibt. Wichtige Informationen werden auch beim *Aus-* und *Ankleiden* gesammelt. Täuschen Sie sich nicht! Auch wenn der Arzt an seinem Schreibtisch mit Unterlagen beschäftigt ist: Vermutlich hat er dies als passende Kulisse arrangiert, um Sie unauffällig aus dem Augenwinkel beobachten zu können. Denn selbstverständlich weiß er, dass Personen, die sich unbeobachtet glauben, viel deutlicher ihre wahre Funktionsfähigkeit zeigen. So gehen die Arme beim Ausziehen des Pullovers ohne Probleme in die Höhe, beim Ausziehen der Schuhe kann sich der Patient plötzlich sehr gut vorbeugen, vergisst also den schmerzhaften Bandscheibenvorfall und die steife Lendengegend für kurze Zeit... Wenn dabei zusätzlich ein Gespräch geführt wird, verlagert sich durch den verbalen Kontakt die Aufmerksamkeit weg von der eingeübten Motorik, und der Patient macht „Fehler" bei Haltung und Bewegung.

Dies gilt auch für die darauf folgende körperliche Untersuchung.

Ein Arzt wird Sie immer ein bisschen ablenken wollen, damit Sie die Reaktionen, die er gerade prüft, nicht willentlich kontrollieren können. Zum Beispiel wird er von Ihnen verlangen, die Finger beider Hände zu verhaken und dann mit Blick auf die Zimmerdecke wieder auseinanderzuziehen. Während Sie mit dieser Anstrengung beschäftigt sind, kommt der Fachmann mit seinem Hämmerchen, um Ihre Reflexe zu prüfen.

Die Reflex-Prüfung gibt den Ärzten wichtige Informationen über die Funktionsfähigkeit des Nervensystems. Wenn der Patient z.B. über Bandscheibenprobleme klagt, ist die Prüfung des Kniescheibenreflexes und des Reflexes der Achillessehne zwingend nötig. Sie lassen also in sitzender Position Ihre Beine baumeln, und der Arzt klopft leicht unter Ihre beiden Kniescheiben und an die Achillessehnen oberhalb Ihrer beiden Fersen. Wenn Ihre Beine und Ihre Füße dann in symmetrischer Gleichheit zucken, ist Ihr Reflexstatus normal. Fällt auf einer Seite der Reflex aus – besteht also Asymmetrie – kann dies als Zeichen einer Störung gedeutet werden. Hier kommen etwa Bandscheibenvorfälle oder auch örtliche Hirndurchblutungsstörungen infrage; dies nur als Beispiel. Weitere fachärztliche Untersuchungen wären dann zwingend angezeigt, z.B. Überprüfung des Gehirns oder der Wirbelsäule mit bildgebenden Verfahren.

Neben der Prüfung der Reflexe steht eine Funktionsprüfung des Bewegungsapparates, also der Wirbelsäule und der Extremitäten (Arme und Hände; Beine und Füße). In diesem Zusammenhang ist die Krümmung der Wirbelsäule von Bedeutung. Krümmungen lassen sich schwer vortäuschen, da bei Bewegung nur dauerhafte und starke Fehlhaltungen der Wirbelsäule bestehen bleiben. Dauerhafte und nicht korrigierbare Verkrümmungen der Wirbelsäule sind allerdings ernsthafte Störungen, so etwa die sog. *Skoliose*. Der Name stammt aus dem Altgriechischen von *skolios*, gleich krumm. Eine Skoliose ist eine Seitabweichung der Wirbelsäule von der Längsachse; dabei sind die Wirbel verdreht und gegeneinander verschoben. Sie ahnen es: Medizinisch betrachtet ist das keine Kleinigkeit. Wenn man als Simulant mit einer bereits vorhandenen schweren Skoliose zum Arzt geht, wird man einen „Gelben", also eine Arbeitsunfähigkeitsbescheinigung (AUB) leicht ergattern können. Kein Arzt wird einen krummen Patienten mit heftigen Schmerzen zurück zur Arbeit schicken wollen.

Allerdings ist dies keineswegs alles, was Sie zu beachten haben. Denn ein sorgfältiger Arzt wird auch die Muskulatur des Rumpfes und der Extremitäten sehr genau betrachten.

Ort der Beschwerden nach dem ***Kleidungsschema****: Wenn der Patient angibt, dass seine Schmerzen sich z.B. über die Fläche der ganzen Hand (handschuhartig) oder über das ganze Bein (strumpfartig) ausbreiten, ist Vorsicht angesagt. Diese Beschwerden deuten auf Schädigungen der Nerven hin, wie sie z.B. bei langandauernder Zuckerkrankheit auftreten können, nicht aber bei Störungen des Bewegungsapparates. Gerade Simulanten benutzen aber gerne das Kleidungsschema, um ihre Schmerzen deutlich zu machen.*

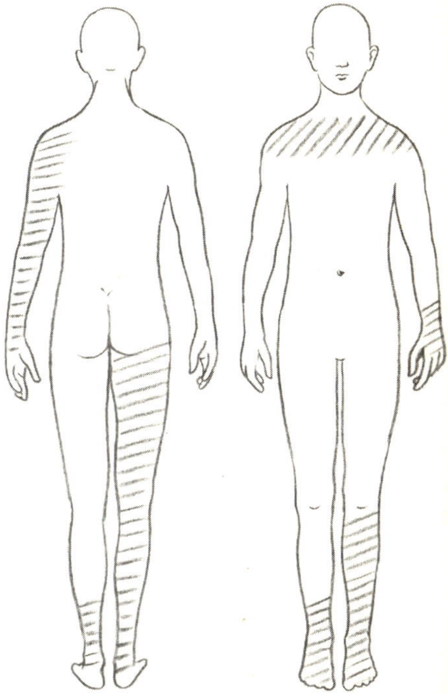

Warum das?, werden Sie fragen. Weil die Schonung der Arme oder Beine gewisse objektive Konsequenzen nach sich ziehen muss. Längere Schonung eines Beines oder einer Hand schont auch die Haut an den Belastungsstellen; die Schwielen im Bereich der Fußsohle oder des Handtellers sind vermindert. Ebenso vermindert sich bei Schonung die Muskelmasse. Das heißt, einseitiger lokaler Muskelschwund bzw. einseitiges Fehlen von Schwielen sind Hinweise auf längere Schonung; sie funktionieren als eine Art *Wahrheitsmarker*. Allerdings funktioniert dies auch umgekehrt: Wenn keinerlei Muskelschwund und keine Verminderung der Schwielen zu beobachten sind, kommt schnell der Verdacht auf, dass simuliert wird. Also, seien Sie vorsichtig!

Ein weiteres wichtiges Zeichen ist die Muskelspannung oder der Muskeltonus. Tonuserhöhung bzw. ein verminderter Tonus deuten auf krankhafte Zustände hin. Dabei ist eine erhöhte Muskelspannung immer zentralnervös verursacht, verweist also auf krankhafte Veränderungen des *zentralen* Nervensystems (ZNS); eine verminderte Muskelspannung zeigt eine Störung im *peripheren* Nervensystem an. Der Muskeltonus lässt sich übrigens nicht willentlich kontrollieren, also keine Chance zur Simulation!

Was sagen Ärzten nun all diese Zeichen wie Reflexe, Muskelmasse, Schwielen, Muskeltonus, Verkrümmungen der Wirbelsäule?

Bei starken Schmerzen im Bereich der Lendenwirbelsäule – ganz gleich, welchen Ursprungs – aktiviert unser Organismus das eigene *Muskelkorsett*, um die schmerzende Stelle zu schonen, also zu immobilisieren. Das heißt, unser Körper schaltet automatisch auf ein Programm der „ersten Hilfe". Als Folge verspannen sich die Muskeln, was zu einer deutlich ertastbaren Verhärtung der Muskulatur und zu mehr oder weniger heftigen Schmerzen führt. Daraus entwickelt sich eine reflexive Schonhaltung des Körpers. In diesem Zustand ist der Patient kaum in der Lage, sich zu bewegen.

Wenn allerdings die Rumpfmuskulatur keine Verhärtungen aufweist und die Reflexe normal sind, die Wirbelsäule nicht auffällig verkrümmt ist und die Beweglichkeit nicht besonders eingeschränkt wirkt, geht der Arzt zunächst davon aus, dass die angegebenen Kreuzschmerzen nicht auf einer organischen Erkrankung im Bereich der Lendenwirbel beruhen. Dann müssen apparative Befunde und Labordaten zur weiteren Klärung hinzugezogen werden. Ein Grund zur Freude? Natürlich nicht für den Simulanten, eher schon für Patienten mit psychosomatischen Erkrankungen.

Simulanten und Psychosomatiker

Wie bereits eingangs ausgeführt wurde, täuschen Simulanten sehr bewusst, um Vorteile zu ergattern und/oder unangenehme Anforderungen zu vermeiden. Davon unbedingt abzugrenzen sind die sogenannten *Psychosomatiker*. Bei den *Psychosomatikern* gibt es ebenfalls Krankheitszeichen, zum Beispiel Schmerzen, aber ohne jede bewusste Täuschungsabsicht. Der Begriff des Psychosomatikers stammt aus dem Griechischen von *psyché*, gleich Atem, Seele, und *sõma*, gleich Leib. Psychosomatische Störungen beginnen häufig unter überfordernden Bedingungen, etwa bei Zeitdruck, Doppelbelastung und anderem mehr. Diese zunächst funktionellen Störungen können dann zu organischen, also strukturellen Veränderungen führen. Zum Beispiel führt anhaltende Überproduktion von Magensäure gern zu Entzündungen der Magenschleimhaut oder gar zu Geschwüren.

Der medizinische Gutachter Wolfgang Hausotter betont in einer vergleichenden Fallbesprechung nun einen weiteren, höchst interessanten Unterschied zwischen Simulanten und Psychosomatikern. Während der Psychosomatiker ein Aufmerksamkeit suchendes Verhalten an den Tag legt und den Arzt unbedingt davon überzeugen will, dass zusätzliche Diagnoseschritte notwendig sind, um die körperlichen Ursachen seines schlechten Zustandes herauszufinden, haben typische Simulanten keinerlei Interesse an vertiefter Diagnostik. Ganz im Gegenteil. Sie wollen einen „Gelben", also die Bescheinigung ihrer Arbeitsunfähigkeit, nichts sonst. Weitere Untersuchungen sind gar nicht gefragt. Jeder wird sich denken können, warum. Der Simulant braucht seine AUB noch heute, und er bekommt sie nach dem Prinzip *„Primum non nocere"* („Vor allem keinen Schaden anrichten") ausgehändigt, denn kein Arzt wird sich erlauben, einen leidenden Patienten ohne Hilfe nach Hause zu schicken. Zumal der Kollege um die Ecke die Bescheinigung ohne Probleme erteilen wird.

Gebrauchsanweisung für Simulanten

Liebe Simulantinnen und Simulanten, Sie wissen es aus dem ersten Teil: Wir alle täuschen nicht selten ein bisschen. Ärzte täuschen gerne vor, sie wüssten alles und zwar sofort. Und Patienten täuschen gerne Beschwerden vor, die sie gar nicht haben. Oder sie übertreiben ein wenig. Und ganz unter uns: Ihre Chancen, im klinischen Bereich der Rücken- und Kreuzschmerzen erfolgreich zu simulieren, stehen gar nicht schlecht, wenn Sie ein paar Feinheiten beachten. Die vorangehenden Ausführungen haben das deutlich gemacht.

Grundsätzlich gilt aber: Erzählen Sie Ihrem Arzt nicht jedes Mal etwas anderes; das muss ihn stutzig machen. Merken Sie sich, mit welchem Bein Sie hinken. Wer links hinkend das Sprechzimmer betritt und rechts hinkend hinausgeht, muss doch verlieren. (Alles schon geschehen!) Und bücken Sie sich mit Ihrem „geschundenen" Rücken nicht, wenn der Arzt etwas fallen lässt. Und seien Sie vorsichtig beim Auskleiden und vor allem beim Wieder-Ankleiden. Noch ist das Spiel nicht vorbei. Er wird bemerken, ob Sie Ihren Pullover flink und geschmeidig überziehen, auch wenn er vorgibt, er sähe gar nicht hin.

Im Übrigen: Sie wollen den Arzt, der Ihnen den „Gelben“ ausstellen soll, doch nicht beleidigen. Dann unterschätzen Sie seine Intelligenz, seine Beobachtungsgabe und seine Erfahrung nicht!

Allerdings: Nicht immer ist der eben errungene Erfolg Ihrer meisterhaften Simulations-Kunst zu verdanken. Oh nein. Auch Mediziner sind manchmal nicht besonders wachsam und – traurig genug und vor allem dem Abrechnungssystem der Krankenkassen geschuldet – sie nehmen sich für das erste Gespräch, die ausführliche Anamnese und die nachfolgende Untersuchung viel zu wenig Zeit. Aber auf diese Punkte werden wir ganz zum Schluss des Buches eingehen (Vierter Teil: Gebrauchsanweisung für Ärzte und andere Professionelle).

Ihnen jedenfalls: *GUTE BESSERUNG!* (Wofür auch immer.)

Kapitel 2: Wenn die Schultern nicht so wollen

Einen Teil unseres Stütz- und Bewegungsapparates kennen Sie bereits aus dem letzten Kapitel. Aber wussten Sie schon, dass das Schultergelenk das beweglichste Gelenk unseres Körpers ist? Und dass wir so schnell und genau werfen können wie kein anderes Lebewesen? Wie Neil Roach und seine Kollegen erst kürzlich bei Baseball-Spielern zeigen konnten, funktioniert unsere Schulter dabei wie eine Schleuder, die einen Ball oder einen Pfeil mit enormer Geschwindigkeit zum Ziel katapultiert – übrigens die schnellste Bewegung, zu der ein Mensch in der Lage ist. Das zielgenaue Werfen brachte den Frühmenschen bei der Jagd enorme Vorteile; und der verbesserte Zugriff auf Fleisch, also auf tierisches Eiweiß, war wiederum ganz entscheidend für die Hirnentwicklung.

Vor diesem Hintergrund wird es Sie sicherlich auch nicht verwundern, dass die Schulterregion reich an komplizierten anatomischen Strukturen ist, die wir Ihnen im Folgenden etwas näher bringen wollen.

Wie Sie aus eigener Erfahrung wissen und wie auch die Zeichnung auf der nächsten Seite verdeutlicht, können Sie Ihren Arm in alle Richtungen bewegen, nach oben, nach unten, nach innen, nach außen, nach vorn, nach hinten. Für die effektive Simulation ein Traumgelenk, denken Sie jetzt vielleicht. Der Schein trügt, wie so häufig.

Diese Bewegungszentrale unserer Hand und unseres Armes ist ein Konstruktionswunder, das aus kompliziert ineinander verschachtelten, aber in der Passung fein abgestimmten Skelettstrukturen besteht. Die Zeichnung auf Seite 62 soll Ihnen davon eine Idee vermitteln.

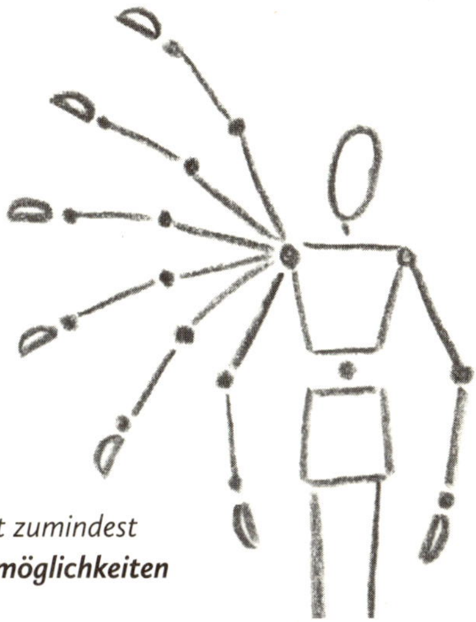

*Das Strichmännchen zeigt zumindest einen Teil der **Bewegungsmöglichkeiten** unserer Schulter.*

Die zahlreichen Muskelansätze, die in unserer Schulter verankert sind, bestimmen unsere Beweglichkeit. Je nachdem, wo genau Sie sich verletzen, entstehen auch ganz spezifische Beschwerden. Mit anderen Worten: Ein Arzt kann die Ursache des Leidens häufig bereits aus den Bewegungsabläufen und Bewegungsstörungen des Armes erkennen und braucht dabei nicht zwingend eine apparative Diagnostik wie Röntgen-Aufnahmen bzw. andere bildgebende Verfahren. Zunächst reicht häufig das, was wir ärztliche „Straßendiagnose“ nennen: Störung auf den ersten Blick erkannt.

Bei frei erfundener Simulation in diesem Bereich ist also extreme Vorsicht geboten: Sobald Sie eine Einschränkung Ihrer Beweglichkeit vorgeben, die mit der Anatomie des Schultergelenkes nicht konform geht, signalisieren Sie dem Arzt, dass Sie schummeln.

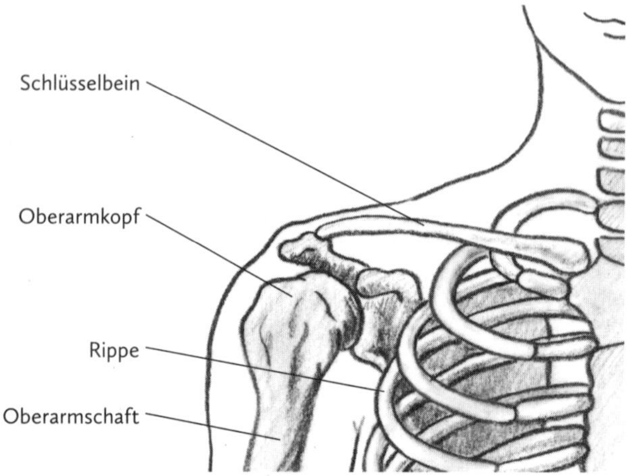

Selbst diese Handskizze lässt erahnen, welch ein Konstruktionswunder die menschliche ***Schulter*** *darstellt. Und in der Tat: Dank der Entwicklung der Schulter als Schleuder kann der Mensch so schnell und punktgenau werfen wie kein anderes Lebewesen. Der Sportpsychologe Neil Roach und seine Kollegen demonstrierten beim Baseball mit 3D-High-Speed-Kameras, dass junge Männer Bälle mit einer Abwurfgeschwindigkeit von 170 km/h platzieren können.*

Unfälle und Selbstverletzungen

An dieser Stelle soll deswegen eine wichtige Bemerkung nicht fehlen: Liebes Simulantenvolk! Meiden Sie bei einer Simulation die Vortäuschung unfallbedingter Schäden und Verletzungen. Also: keine Prellungen, keine Verstauchungen, keine Verrenkungen nach vorgetäuschten Fahrradunfällen, Leiterabstürzen etc.! Jedes Unfallereignis hinterlässt erkennbare Spuren, weil Gewalteinwirkungen auch zur Zerstörung der Weichteile der Schulterregion führen, etwa zu zerrissener bzw. gequetschter Haut, zu Einblutungen in die Muskeln, die sich wiederum in Überwärmung und in Schwellungen bemerkbar machen. Genau dann ist die Funktion des Gelenks verletzungsbedingt eingeschränkt. Solche Symptome kann der Arzt auch ohne Apparate-Diagnostik sofort sehen und interpretieren. Veränderungen von Haut und Muskeln lassen sich nicht erfolgreich simulieren.

Doch, unter einer Voraussetzung: Sie verletzen sich selbst. Jeder Militärarzt kennt solche Versuche der Täuschung, vielleicht auch der eine oder andere besonders strenge Internatsleiter.

So kann man z.B. mit einem Hammer starke Prellungen provozieren. Rheumatische Beschwerden lassen sich simulieren, indem man Kochsalz kräftig in die Haut des Gelenkes einreibt und so die typischen Symptome einer Entzündung erzeugt... Aber von Selbstverletzungen, gar Selbstverstümmelungen soll an dieser Stelle wirklich abgeraten werden, es sei denn, Sie stecken in einer Extremsituation und das Vortäuschen einer Erkrankung wäre die einzig mögliche Rettung.

Aber zurück zum simulierten Unfall: Hinterlässt dieser keinerlei Spuren, ist er weder für den Arzt relevant, noch können Sie damit irgendeinen Vorteil ergattern. Also: Das ist nicht das, was Sie wollen.

Entzündungen

Bleiben wir noch ein Weilchen bei dem Begriff *Entzündung*. Woher wissen Ärzte sofort, schon beim ersten Blick, ob ein Gelenk entzündet ist oder nicht? Das ist keineswegs Zauberei.

Wie in jedem Lexikon der Medizin nachzulesen ist, versteht man unter einer *Entzündung* die Reaktion eines Organismus auf äußere oder innere Reize, die die normalen körperlichen

Abläufe gefährden. Ziel und Zweck einer jeden Entzündung ist es, schädigende Reize zu beseitigen und die reizbedingten Gewebeschäden zu reparieren.

Auslösend können sein:

- mechanische Reize (Fremdkörper, Druck, Verletzung...),
- andere physikalische Faktoren (Strahlen, UV-Licht, Wärme, Kälte...),
- chemische Stoffe (Laugen, Säuren, Schwermetalle...),
- biologische Reize (Bakterien, Viren, Pilze, Parasiten...).

Wie Sie der Definition und der Liste leicht entnehmen können, gehören Entzündungen zu den Abwehrreaktionen des Organismus. Sie dienen unserer Gesundheit, weil verschiedenste körperliche Beeinträchtigungen auf diese Weise bewältigt werden können.

Sie wissen bereits, dass Ärzte griechisch-lateinische Verklausulierungen lieben. Entzündung wird im Altgriechischen durch die Endung *itis* gekennzeichnet. Immer wenn Sie diese Endung an einem medizinischen Begriff finden, handelt es sich also um eine Entzündung. Ist Ihr Knie (altgriechisch gleich *gony*) entzündet, leiden Sie an einer *Gonitis*, bei einer Entzündung der Hüfte (aus dem Lateinischen gleich *coxa*), ...ja, richtig, an einer *Coxitis*. Jetzt können Sie auch ärztliche Atteste besser verstehen.

Für diese Form der Diagnosestellung gibt es – wie bereits erwähnt – Regeln. Zur schnellen Erkennung einer Entzündung gelten noch heute die erstmals von Celsus, einem berühmten römischen Medizinschriftsteller, beschriebenen Kennzeichen:

- *Schwellung* (lateinisch: *tumor*),
- *Überwärmung* (lateinisch: *calor*),
- *Rötung* (lateinisch: *rubor*),
- *Schmerz* (lateinisch: *dolor*).

Galenus von Pergamon, ein prominenter griechisch-römischer Arzt, fügte als weiteres Zeichen die
→ *Funktionseinschränkung* (lateinisch: *functio laesa*)
hinzu.

Ja, liebes Simulantenvolk, vielleicht fällt es Ihnen schwer zu glauben, dass eine Entzündung bereits vor 2.000 Jahren in wenigen Sekunden diagnostiziert werden konnte. Dabei spielt es keine Rolle, ob Sie sich beim Sturz vom Fahrrad die Schulter prellen oder auf holprigem Straßenpflaster mit dem Fuß umknicken. Die Entzündungssymptome sind immer gleich, bei leidensbedingt unterschiedlichen Ausprägungen einzelner Zeichen.

Das können Sie auch leicht an sich selbst überprüfen. Wer sich zum Beispiel bei einem Sturz die rechte Hand verstaucht hat, wird die Schwellung und Überwärmung selbst wahrnehmen können, vor allem, wenn er die unverletzte linke Hand zum Vergleich heranzieht.

Sollten Sie bei einem Arzt Schulterbeschwerden vortäuschen wollen, müssen also schon einige der beschriebenen Symptome auftreten. Mit anderen Worten: Der Arzt erwartet dank seiner fachlichen Kompetenz eine gewisse Logik der Symptome. So sind starke Schmerzen ohne *Überwärmung* und *Rötung* kaum möglich, auch wenn Sie Ihren Arm demonstrativ an die Brust pressen, um zu zeigen, dass Sie unter heftigen Schmerzen leiden. Die kranke Schulter muss sich von der gesunden auch äußerlich unterscheiden, denn das Vergleichsmuster liefert immer die andere, also die unverletzte Körperseite.

Jetzt verstehen Sie auch, warum ein Arzt bei Beschwerden in der linken Schulter auch die rechte Schulter untersuchen muss. Das gesunde Gelenk dient zur anatomischen und funktionalen Abgleichung. Sollten Sie allerdings auf einen Arzt treffen, der nur das betroffene Gelenk prüft, so sind einige Bedenken angebracht. Jedenfalls lässt er die erforderliche Sorgfalt bei der Untersuchung vermissen. Andererseits: Das wäre durchaus Ihre Chance, Beschwerden vorzutäuschen. Nur müssten Sie vorher wissen, wie die Untersuchung ablaufen wird.

Über die ersten vier Merkmale der Entzündung, nämlich *Schwellung*, *Überwärmung*, *Rötung*, *Schmerz*, wissen Sie bereits einiges. Kommen wir jetzt zum fünften Merkmal, der *Funktionseinschränkung*.

Funktionseinschränkungen

Bei Schulterbeschwerden sind die Bewegungsabläufe des jeweiligen Armes gern gestört, schon weil wir Schmerzen unwillkürlich vermeiden und Schonhaltungen bevorzugen. Oft sind die Armbewegungen so charakteristisch, dass sich sehr schnell eine Diagnose stellen lässt. Als Beispiel kann eine Entzündung der Schleimbeutel im Schultergelenk dienen, fachchinesisch auch *Bursitis* genannt (von *bursa*, lateinisch gleich Beutel), eine schmerzhafte Schulterproblematik, die durch mechanische Belastung entsteht, wie z.B. spezielle Sportarten, besondere berufliche Anforderungen, aber auch Tätigkeiten im Haus, die Sie alle kennen. Denken Sie nur an Malern und andere handwerkliche Beschäftigungen in Schulterhöhe oder – noch schlimmer – an Arbeiten, die nur über Kopf ausgeführt werden können. Patienten mit diesen Leiden bevölkern die Arztpraxen.

Schleimbeutel sind übrigens nicht nur an den Schultern, sondern an den verschiedensten Stellen des menschlichen Körpers zu finden, so etwa auch an den Knien, den Hüften, den Ellenbogen. Zwischen mechanisch belasteten Körperteilen bilden sie eine Verschiebeschicht, üben also eine Schutzfunktion aus. Bei Überbeanspruchung kann sich der Schleimbeutel entzünden oder aber mehr Flüssigkeit produzieren, was zu Schwellungen und Einklemmungen führt, die mit beträchtlichen Schmerzen verbunden sind.

Der Schmerzbogen

Kommt ein Patient mit Schulterbeschwerden in die Praxis, setzt der Arzt zur Klärung der Diagnose eine ganz bestimmte Choreografie der Bewegungsabfolge ein. Sie können das auf der übernächsten Seite genauer betrachten.

Wird der Arm bis zur Höhe von 60° bis 70° angehoben, dreht sich der Oberarmkopf und nähert sich dem knöchernen Anhang, der das Gelenk von oben deckt. Bis zu diesem Bewegungspunkt – also ca. 60° – entstehen keine Schmerzen. Hebt man den Arm allerdings weiter an, wird der betroffene Muskelansatz mit dem entzündeten Schleimbeutel unter den knöchernen Anhang, das sogenannte Schulterdach, gedrängt. Erst jetzt setzen die Schmerzen ein, die bei weiterem Anheben des Armes wieder nachlassen, da der Muskelansatz jetzt wieder freikommt, also ohne Druck ist. Diese charakteristische Abfolge der Beschwerden von *schmerzfrei* über *schmerzhaft* bis zu *schmerzfrei* nennen die Orthopäden einen *Schmerzbogen* (im Englischen: *painful arc*). Probieren Sie es selbst aus, wenn Sie mal wieder unter Schulterbeschwerden leiden. Heben Sie Ihren Arm in drei Etappen, um die typische Abfolge von *schmerzfrei*, *schmerzhaft*, *schmerzfrei* zu erleben.

Krankheitsbilder

Und, haben Sie eine ungefähre Vorstellung davon, wie viele Krankheitsbilder als Diagnose infrage kommen, wenn Sie mit der Klage „Schmerzen in der Schulter" zum Arzt gehen?

Nein? Dann wartet eine kleine Aufgabe auf Sie. Haben Sie einen Stift zur Hand? Sonst holen Sie sich bitte einen, schließen Sie für einen Moment die Augen und stellen sich vor, Sie hätten Schmerzen in der rechten Schulter. Und zwar ziemlich starke. Und jetzt notieren Sie in dem leeren Kasten, wie viele unterschiedliche Krankheiten die Grundlage dieser Schmerzen sein könnten. Denken Sie an die Mitglieder Ihrer Familie, an Freunde und Kollegen, die Ihnen von Schmerzen im Schulterbereich und allen möglichen Diagnosen erzählt haben. Schätzen Sie einfach und schreiben eine Zahl in den Kasten.

Fertig? Dann lesen Sie weiter.

Wie Arne Schäffler und Ulrich Renz in ihrem Klinikleitfaden *Orthopädie* auflisten, lassen sich für Schulterbeschwerden mindestens 16 Hauptklassen und für jede dieser Hauptklassen, zum Beispiel *Verletzungen*, noch zahlreiche Unterklassen nachweisen. Eine ganz schöne Menge Diagnosen, die der Arzt im Kopf haben muss, stimmt's? Und in Notfallsituationen kann es dann auch ziemlich heikel werden.

Auf den folgenden Seiten werden einige wichtige Krankheitsbilder beispielhaft aufgeführt, um Ihnen einen ungefähren Überblick zu geben.

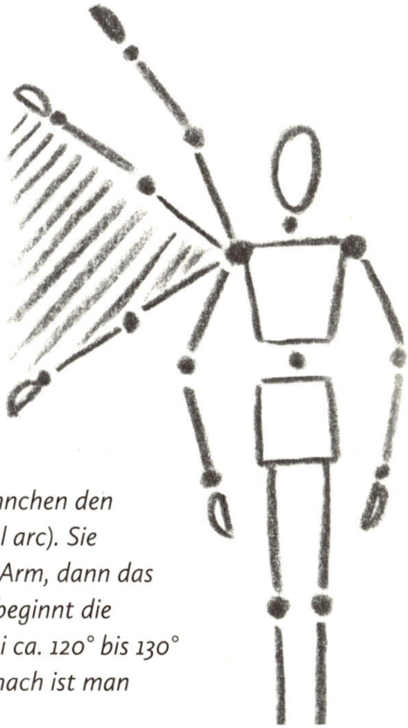

*Hier führt unser Strichmännchen den **Schmerzbogen** vor (painful arc). Sie sehen erst den hängenden Arm, dann das Anheben bis ca. 60°. Jetzt beginnt die **Schmerzzone**; sie endet bei ca. 120° bis 130° (gestrichelter Bereich). Danach ist man wieder schmerzfrei.*

Verletzungen: Hier ist z.B. an Prellungen, Quetschungen, Blutergüsse zu denken, aber auch an Zerrungen von Muskulatur und Sehnen. Eine Verletzung kann ohne besonderen Krankheitswert sein, da Rückbildungen spontan, ohne ärztliche Intervention, erfolgen können. Es gibt allerdings auch so schwere Verletzungen, etwa Knochenbrüche, oder Muskel- und Sehnenrisse, dass ärztliche Hilfe zwingend notwendig wird.

Das eigene Zuhause ist im Übrigen der beliebteste Unfallort. Erst dann folgen die Bereiche Freizeit, Schule, Arbeitsplatz und Straßenverkehr.

Entzündungen oder Infektionen (aus dem Lateinischen von *inficere*, gleich anstecken, vergiften): Sie werden vor allem durch Bakterien verursacht, die in das verletzte Gewebe eindringen. Dies kann auch bei operativen Eingriffen und dem Setzen von Spritzen geschehen. Am Gelenk zeigen sich die bereits besprochenen Zeichen wie *Schwellung*, *Rötung*, *Überwärmung*, meist auch schmerzhafte Einbußen in der Beweglichkeit. Personen mit geschwächter Abwehr (z.B. infolge von Rheuma oder Zuckerkrankheit) sind dafür besonders anfällig. Entzündungen bedürfen dringend einer fachärztlichen Therapie, da unbehandelt eine Zerstörung des Gelenks droht.

Degenerative Veränderungen oder *alters- und belastungsbedingte Abnutzungserscheinungen:* Obgleich es sich hier nicht um eine Erkrankung im engeren Sinn handelt, kann die Abnutzung der Gelenke schmerzhaft und damit behandlungsbedürftig sein. Das Ausmaß der Abnutzung hängt nicht nur vom Alter, sondern auch von der Arbeitstätigkeit des Betroffenen ab. So zeigen die Schultergelenke eines Straßenbauers oder eines Kohlehauers mehr Verschleiß als die eines Schreibtischtäters, wie nicht anders zu vermuten. Auch Tätigkeiten, die die Schulter viele Stunden lang belasten, wie etwa Bügeln, Fensterputzen, Malern und Tapezieren, beanspruchen das Gelenk so sehr, dass es sich schmerzhaft zu Wort melden kann. Umso schlimmer, wenn bereits eine Vorschädigung besteht, etwa durch Alterungsprozesse oder eine frühere Verletzung.

Impingement-Syndrom (englisch gleich Zusammenstoß): Hier ist die Beweglichkeit des Gelenks beeinträchtigt, und der Betroffene hat Schwierigkeiten, den Arm über Schulterhöhe anzuheben. Vor allem im Bereich zwischen 60° bis 70° und

130° treten Schmerzen auf. Sie kennen dies schon als *Schmerzbogen* oder *painful arc*. Die Ursache für diese Schmerzen und die damit verbundenen Bewegungseinbußen sind wiederum vor allem Abnutzungserscheinungen. Die Störung ist bei Erwachsenen häufig.

Nervale Irritationen im Schultergelenk: Nicht alle Gelenkschmerzen wurzeln im Haltungs- und Bewegungsapparat unseres Körpers. So kann das Gelenk, können Muskeln und Sehnen kerngesund sein und der Betroffene trotzdem unter heftigen Schmerzen leiden. Neben Nervenverletzungen und Nervenentzündungen kommen Quetschungen infrage, etwa bei raumgreifenden Wucherungen (z.B. Tumoren). Bei solchen Verdachtsmomenten ist für die Diagnose und die Behandlung eine Zusammenarbeit unterschiedlicher Spezialisten dringend erforderlich.

Stoffwechselstörungen: Für Schmerzen in den Gelenken kann auch *Gicht* verantwortlich gemacht werden. Gicht gilt in dieser Hinsicht geradezu als Klassiker. Gestört ist in diesem Fall die Funktion der Nieren, speziell der Purinstoffwechsel. Purine kommen gehäuft in tierischen Lebensmitteln vor und werden üblicherweise zu Harnsäure abgebaut und mit dem Urin ausgeschieden. Geschieht dies nicht, steigt die Konzentration von Harnsäure im Blut. Anfallartige Schmerzattacken in den Gelenken sind die Folge. Wieder sind typische Entzündungszeichen festzustellen: Rötung, Schwellung, Überwärmung und Schmerz. Sicher haben Sie schon von Ihrer Großmutter oder einem Onkel gehört, dass Gicht sich anfühlt, als durchbohrten viele kleine Glasscherben das Gelenk. Behandelt werden muss die Grunderkrankung, um Spätfolgen zu vermeiden.

Andere Organsysteme als Ursache: Schulterschmerzen können auch bei akuten Erkrankungen des Herz-Kreislauf-Systems auftreten, etwa bei *Angina pectoris* (aus dem Lateinischen, gleich Brustenge), bei *Herzinfarkt* und so fort. Personen mit Herzproblemen sollten über diese Krankheitszeichen genau Bescheid wissen. Hier ist größte Vorsicht geboten. Lieber einmal mehr den Krankenwagen rufen!

Uff – machen wir Schluss mit der Störungsliste. Und das, liebe Simulantinnen und Simulanten, ist nur ein kleiner Teil aller möglichen Ursachen für Schulterbeschwerden.

Das Sammeln der Befunde

Wie im vorigen Kapitel bereits ausführlich erläutert, sind solche komplizierten Diagnosen nicht beim erstem Kontakt mit dem Patienten möglich. Dazu werden über Anamnese, Exploration und körperliche Untersuchung hinaus Laboranalysen benötigt; ferner, falls angezeigt, Untersuchungen mit bildgebenden Verfahren.

Erst wenn alle Befunde vorliegen, kann eine endgültige Diagnose gestellt werden. Bis zu diesem Zeitpunkt ist eine symptomatische Therapie notwendig: also Bekämpfung der Schmerzen sowie – möglicherweise – physiotherapeutische Verfahren.

Gebrauchsanweisung für Simulanten

Wenn Sie Schulterbeschwerden vortäuschen wollen, sollten Sie sich sehr gut vorbereiten. Sie sollten einiges über die anatomische Beschaffenheit des Schulterbereichs wissen und

Ihre Bewegungsmuster genau planen. Dies gilt bereits für das Betreten der Praxis. Simulanten, die mit an den Körper gepresstem Arm kommen, machen keinen guten Eindruck, denn eine so feste Ruhigstellung des Armes ist nur bei schweren Verletzungen notwendig. Eine schwere Verletzung haben Sie aber nicht. Stattdessen entlarven Sie sich sofort als Anfänger in Sachen Simulation. Zu viel Theater! Sie werden es zudem auch kaum schaffen, im weiteren Verlauf der Untersuchung eine solche Zwangsposition beizubehalten. Lassen Sie es also gleich und sagen Sie lieber, dass Sie unter Beschwerden der Schulter leiden, nicht seit gestern, sondern schon längere Zeit. Aber verzichten Sie auf zeitliche Details. Auch die Vortäuschung eines Unfalls sollten Sie unbedingt meiden, wie bereits erläutert. Schildern Sie eine Störung, die keine besonderen äußerlichen Merkmale erwarten lässt. Entweder nehmen Sie die Variante mit *painful arc* in Anspruch, oder Sie lassen die Schulter und weichen in den Beschwerdekreis der *Kreuzschmerzen* aus (vgl. das vorige Kapitel).

Sollten Sie sich in der falschen Sicherheit wiegen, dass Ärzte Ihr Täuschungsmanöver nicht erkennen, so seien Sie nochmals gewarnt. Die meisten Informationen über Ihre körperliche Beweglichkeit liefern Sie – wie wir schon wissen – im Wartezimmer der Praxis, und zwar gerade dann, wenn Sie die Aufmerksamkeit des Arztes gar nicht bemerken. Viele Patienten zeigen beim Warten eine ganz normale Beweglichkeit. Sie unterhalten sich mit anderen Patienten, wenden sich hin und her, lachen, holen sich ein Glas Wasser aus dem Wasserbehälter und so fort, um dann beim Betreten des Arztzimmers eine geradezu tragische Figur abzugeben. Wen soll dieses Spiel überzeugen?

Wie bereits im vorangehenen Kapitel geschildert, sind auch die Phasen des *Ent-* und *Ankleidens* sowie die körperliche Untersuchung voller Tücken. Das sollten Sie keinesfalls unterschätzen. Signalisieren Sie zum Beispiel bei der körperlichen Untersuchung Schmerzen, so müssen diese Schmerzen wieder auftreten, wenn der Arzt Sie nach einiger Zeit auffordert, die Bewegung zu wiederholen. Und wie Sie bereits von der Beschreibung des *Schmerzbogens* wissen, gibt es beim Anheben der Arme immer bestimmte schmerzfreie und schmerzhafte Zonen. Unwissende Simulanten übertreiben; sie möchten zeigen, was der Arzt sehen soll, und rechnen nicht mit seiner Kompetenz.

Darüber hinaus liefert der Simulant dem Arzt beim Ent- und Ankleiden wertvolle Informationen über seine Beweglichkeit, wobei er sich in der Regel beim Ankleiden schneller als Simulant entlarvt als beim vorangehenden Entkleiden! Woran das liegt? Beim Entkleiden ist der Simulant noch „im Spiel" und achtet auf die mehr oder weniger gelungene Inszenierung seiner Beschwerden. Nach Abschluss der Untersuchung lässt allerdings die Anspannung nach, und das Spektakel ist beendet. In dieser Phase zeigt sich dann gern die wahre Beweglichkeit des Körpers. War zuvor das Anheben des Arms kaum oder nur unter Stöhnen möglich, kann das Hemd (oder der Pulli) jetzt ohne Mühe übergestreift werden. Sehr verdächtig! Mit anderen Worten: Sie müssen bis zum Verlassen des Arztzimmers, ja, bis zum Verlassen der Praxis wachsam bleiben. Und vergessen Sie Ihre Requisiten nicht!

Vielleicht interessiert es Sie ja, was Sie dem Fachmann alles wortlos mitteilen, wenn Sie sich ankleiden:

→ *Hemd/Pulli/Unterhemd* zur Bekleidung des Oberkörpers: Sie strecken den Arm nach oben und drehen die Schulter nach innen und außen, um die Ärmel treffen zu können.

→ *Hosen/Socken/Schuhe* zur Bekleidung des Unterkörpers: Beim Vorbeugen strecken Sie Ihren Arm ungefähr bis 90°, dann schließen sich die Bewegungen in der Horizontalen an.

Ein geschickter Arzt beobachtet Sie bei diesem Vorgang unauffällig, um die Funktion Ihrer *Schultergelenke* und Ihrer *Lendenwirbelsäule* zu prüfen.

Beim Ankleiden wiederholen Sie die Bewegungen des Auskleidens in umgekehrter Reihenfolge. Haben Sie also beim Entkleiden mit Grimassen und Zischlauten Schmerzen signalisiert, vergessen Sie nicht, an der gleichen Stelle zu grimassieren und zu zischen, wenn Sie sich wieder ankleiden. Machen Sie an dieser Stelle Fehler, wirken Sie nicht besonders glaubwürdig. Denn was soll der Fachmann denken, wenn ein „Patient" sich vor Schmerzen zunächst kaum bewegen kann, um sich nach der körperlichen Untersuchung ziemlich flott wieder anzuziehen?

Alles in allem sei Ihnen an dieser Stelle von einer Simulation im Bereich des Schultergelenks abgeraten. Ein sehr komplizierter Bereich, voller Fallstricke. Außerdem könnte Ihnen ein passionierter Orthopäde zur Linderung der Beschwerden eine Spritze ins Gelenk empfehlen. Die Spritze an sich wäre zwar kein Problem, nur ein kleiner Nadelstich, aber so könnte Ihre (ohnehin vorhandene) Arbeitsfähigkeit zumindest für die nächsten Stunden wiederhergestellt werden, und Ihr Auftritt wäre vergebens gewesen.

Ihnen jedenfalls: *ALLES GUTE!* (Wofür auch immer.)

Kapitel 3: Von Sechskantschlüsseln, Computermäusen und Golfschlägern

Jetzt, liebes Simulantenvolk, kommt der Schlager aller orthopädischen Diagnosen und der Geheimtipp aller erfahrenen Simulanten! Wir werden uns mit einem Praxis-Renner beschäftigen, der bei medizinischen Laien als *Tennisarm* (oder auch *Tennisellenbogen*) bekannt ist.

Ganz allgemein ausgedrückt: Es sind die Folgen von Überlastung, die sich als Schmerzen im Ellenbogengelenk bemerkbar machen, obwohl vor allem mit Hand und Unterarm gearbeitet wurde. Vielleicht hatten Sie selbst schon solche Schmerzen, nachdem Sie für Ihre Freunde oder für Ihre Mutter zehn Billy-Regale von Ikea mit einem Sechskantschlüssel zusammengeschraubt haben: viele Male die immer gleiche Handbewegung und abends Schmerzen im Ellenbogengelenk. Sie sehen, man könnte diese Störung auch das *Ikea*-Syndrom nennen.

Baubesonderheiten

Neben dem Konstruktionswunder *Schulter* verfügt der Mensch auch über eines, das aus *Unterarm*, *Handgelenk* & *Hand* besteht. Machen wir einen kleinen Ausflug in die dazugehörige Anatomie.

Für die Beugung des Handgelenks sind acht Muskeln zuständig, die sogenannten Handgelenk- und Finger*beuger*. Für die entgegengesetzte Bewegung, nämlich die Streckung, sind sieben Handgelenk- und Finger*strecker* da. Probieren Sie es einfach selbst aus, um es fühlen zu können. Wenn Sie

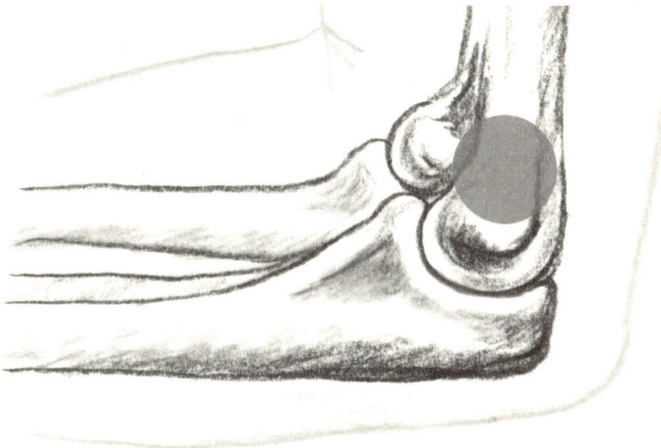

Die Zeichnung zeigt einen unserer ***Gelenkknorren****; hier den am äußeren linken Ellenbogen. Schmerzt er bei Druck, spricht man vom „Tennisarm"; schmerzt der innere Knorren, handelt es sich um einen „Golfer"- oder „Werferarm".*

in Ihre Innenhand sehen und die Hand dann kräftig zusammendrücken, spüren Sie, wie die Muskeln arbeiten, die das Handgelenk und die Finger beugen. Und wenn Sie die Hand jetzt strecken, erfühlen Sie die Arbeit der Hand- und Fingerstrecker. Welche Aufgaben diese *Beuger* und *Strecker* in ihrem Zusammenspiel zu bewältigen haben, ist bekannt: Heben und Tragen, Hantieren mit Werkzeugen, aber auch Klavierspielen und Trommeln, Waschen und Nähen, mit der Computermaus arbeiten und vieles mehr. Die beträchtliche Vielfalt menschlicher Hand- und Arbeitsbewegungen und die Mobilität des Unterarms, sie haben hier ihre Grundlage.

Wenn Sie Ihre Hand auf Ihren Ellenbogen legen, können Sie zwei deutlich herausragende Stellen ertasten. Diese Knochenvorsprünge werden *Gelenkknorren* genannt. Eine Zeichnung auf der vorangegangenen Seite zeigt einen solchen Gelenkknorren. An ihm verankern sich die Muskelansätze. Das Zusammenspiel von Beugern und Streckern des Handgelenks entscheidet über die Leistungsfähigkeit des Gelenks. Schmerzen oben an den Gelenkknorren sind also auf eine fehlende Balance der Beuger und Strecker am Handgelenk zurückzuführen.

Die Überforderung des Handgelenks beruht keineswegs auf Herkulestaten, oh nein. Genau umgekehrt: Es sind eher die kleinen, aber monotonen Bewegungen, die zu den schmerzhaften Reizzuständen der Sehnen und Muskelansätze des Unterarms führen, also etwa stundenlanges Schrauben, das lange Hin-und-her-Schieben der Maus bei der Arbeit am Computer oder auch die endlose Bedienung von Tastaturen. Dazu können falsche Haltungen bei der beruflichen oder häuslichen Arbeit kommen, ferner auch falsche Techniken bei Sportarten, die das Hantieren mit Schlägern verlangen, also Tennis, Golf, aber auch Badminton und andere Ballsportarten. Beim Namensgeber *Tennisarm* handelt es sich für gewöhnlich um die Sehnenansätze der Hand- und Finger*strecker*, beim *Golfer-* oder *Werferarm* um die Sehnenansätze der Hand- und Finger*beuger.*

Allerdings tritt die Störung „*Tennisarm*" eher selten bei Tennisspielern auf, das Gleiche gilt für den „*Golferarm*" und die Golfspieler. Vielmehr sind diese Beschwerden vor allem bei Handwerkern und Sekretärinnen zu finden. Fachchinesisch spricht man auch von *Epicondylopathie*. Das Wort ist aus drei Teilen zusammengesetzt, die alle aus dem Altgriechischen stammen: *epi* gleich herum, *kondylos* gleich Gelenk und *pathos* gleich Leiden – also ein Leiden um das Gelenk herum.

Beschwerden

Nachdem Sie ein bisschen über die anatomischen Hintergründe Bescheid wissen, wollen wir jetzt näher auf typische Krankheitszeichen oder Symptome eingehen.

Hier ist zunächst die örtliche (lokale) *Überwärmung* zu nennen, ein Symptom, das Sie bereits aus dem letzten Kapitel kennen. Außerdem zeigt sich am Gelenkknorren ein deutlicher *Druckschmerz* sowie eine mit *Schmerzen* verbundene *Funktionseinschränkung*, wenn der Arm bewegt wird. Dabei kann der Schmerz in die Umgebung, also in Oberarm und Unterarm, ausstrahlen.

Häufig wenden Ärzte bei der Diagnose des *Tennisellenbogens* sogenannte *Provokationstests* an. Der Begriff stammt aus dem Lateinischen; *provocare* bedeutet *hervorrufen*. In diesem Fall sollen durch bestimmte Griffe/Bewegungen Schmerzen hervorgerufen werden, die die Diagnose bestätigen bzw. verwerfen können. Aber bitte haben Sie keine Angst. Diese beiden Tests werden Sie leicht überstehen.

Hierzu gehören:

- Der *Chair-Test* oder auch *Stuhltest:* Sie werden gebeten, bei gestrecktem Arm die Lehne eines Stuhls zu greifen und den Stuhl anzuheben. Treten im äußeren Bereich des Ellenbogens Schmerzen auf, spricht dies für die Diagnose Tennisarm. Die Skizze auf der nächsten Seite zeigt diesen Test.
- Der *Thomsen-Handgriff:* Sie werden gebeten, Ihre Hand bei gestrecktem Ellenbogen gegen den Widerstand des Arztes anzuheben. Treten hierbei Schmerzen auf, spricht das für die fragliche Diagnose. Die Skizze auf der übernächsten Seite zeigt den Vorgang.

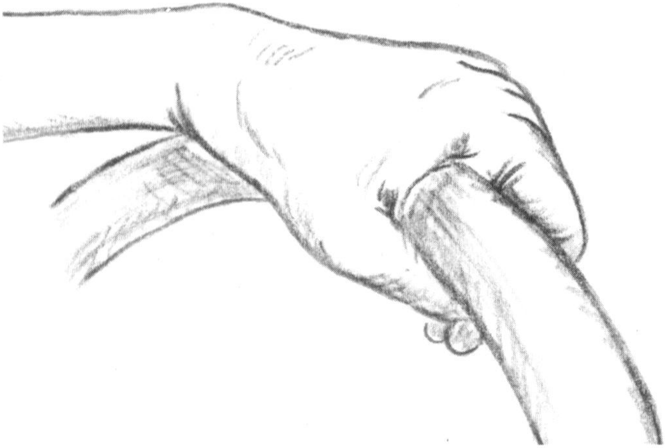

***Chair-Test** oder Stuhltest: Sie greifen die Lehne eines Stuhls mit gestrecktem Arm und heben den Stuhl hoch. Treten im äußeren Bereich des Ellenbogens Schmerzen auf, spricht dies für die Diagnose Tennisellenbogen.*

Viel mehr brauchen Sie auch gar nicht zu wissen, um Ihr Spiel zu spielen. Ihre Beschwerden müssen allerdings einer klinischen Logik folgen, wie schon öfter erwähnt.

Zuvor noch eine kleine Warnung: Bei wirklichen Beschwerden sollte sich jeder in eine solide Behandlung begeben, denn andernfalls ziehen wiederkehrende Belastungen der betroffenen Muskelansätze und Sehnen chronische Schmerzen nach sich. Eine einzige starke oder auch mehrere kleinere Verletzungen des Bindegewebes können zu abakteriellen (oder aseptischen) Entzündungen führen, die als sogenannte *Tendopathien* (*tendo*, lateinisch gleich Sehne, *pathos*, altgriechisch gleich Leiden) sehr schmerzhaft sind und die Mobilität in Alltag und Beruf stark einschränken. Und die

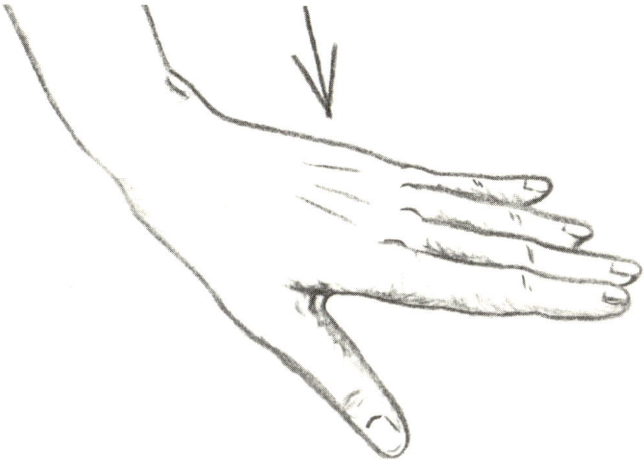

Thomsen-Test *(oder Thomsen-Handgriff): Von Wilhelm Thomsen, einem deutschen Knochendoktor, als Provokationstest eingeführt. Wenn Sie Ihre Hand bei gestrecktem Ellenbogen gegen den Widerstand des Arztes anheben und dabei Schmerzen auftreten, spricht dies für einen Tennisarm.*

Überlastung von Muskeln und Sehnen wird wie auf einer Festplatte gespeichert; bei erneuten Anstrengungen melden sich auch die Beschwerden wieder.

Was tun?

Nach gründlicher Untersuchung und Diagnosestellung will jeder ambitionierte Arzt eine Therapie anbieten. Auch als Simulant sollten Sie darüber Bescheid wissen. Schließlich müssen Sie die Spielzüge kennen, bevor Sie sich auf das Spiel einlassen.

Aus ärztlicher Sicht gibt es zwei Möglichkeiten: die sofortige Hilfe und die Langzeit-Therapie.

Die Sofort-Hilfe: Leider kommt hier nur eine Injektion in Frage. Der Arzt spritzt ein Schmerzmittel sowie einen Zusatz entzündungshemmender Substanzen in den Muskelansatz. Diese Behandlung befreit zwar von Schmerzen, die Wirkung ist allerdings nicht von Dauer. Nach einigen Stunden oder spätestens am nächsten Tag sind die Beschwerden wieder da, weil es sich hier in erster Linie um eine symptomatische Therapie, also um die Bekämpfung der Schmerzen handelt.

Die Langzeit-Therapie: Die Schmerzen im Ellenbogen wurzeln in motorischer Überforderung, wie eingangs erwähnt. Hobby-Bastlern wäre also zu raten: Schonen Sie Ihre Hand, kaufen Sie sich im nächsten Baumarkt einen elektrischen Bohrer und einen Elektroschrauber. Nach solcher Beratung könnte eine durchschnittliche orthopädische Praxis Insolvenz beantragen, denn gerade die preiswerten Tipps werden von den Krankenkassen nicht vergütet.

Und außerdem: Was sollen diejenigen tun, die berufsbedingt die Hand belasten *müssen*? Selbstverständlich wird auch ihnen empfohlen, die Überlastung der Hand zu reduzieren, sofern möglich. Des Weiteren schlägt für sie die Stunde der *konservativen* Therapie. Joachim Grifka und Jürgen Krämer empfehlen in ihrem Lehrbuch schmerzlindernde und mobilisierende physiotherapeutische Verfahren; ergänzend kann mit einer Spange bzw. Schiene entlastet werden. Danach folgt ein Muskel-Aufbautraining, das helfen soll, die Alltagsanforderungen besser zu meistern. Eine *operative* Therapie ist als *ultima ratio*, also als das *letzte Mittel* anzusehen.

Gebrauchsanweisung für Simulanten

Also, gehen wir nochmals gemeinsam den Ablauf einer Vorstellung beim Orthopäden durch. Seien Sie ruhig um Ihre Gesundheit besorgt, aber übertreiben Sie nicht zu sehr. Schließlich sind die Beschwerden im Ellenbogen nicht lebensgefährlich.

Am klügsten ist es, die schleichende Entwicklung von Schmerzen zu schildern, ganz ohne Dramatik und ohne Verweis auf Ihr Handgelenk. Sie sind nicht wirklich glaubwürdig, wenn Sie sofort das Handgelenk ins Spiel bringen. Ihr Problem ist das Ellenbogengelenk; dort sitzt der Schmerz. Und die Schmerzquelle zu finden, ist Aufgabe des Arztes. Erwähnen Sie Ihre gute körperliche Kondition, bevor die Schmerzen auftraten, und dann das Zusammenschrauben der zehn Billy-Regale. Wundern Sie sich ruhig ein bisschen, wenn der Arzt sich mit Ihrem Handgelenk beschäftigt. Sich ahnungslos zu geben, kann einen guten Eindruck machen. Versuchen Sie es einmal, zum Beispiel so: „Kaum zu glauben, dass Schraubarbeiten mit der Hand Schmerzen im Ellenbogen verursachen". Und vergessen Sie nicht, auf welcher Seite des Unterarms der Gelenkknorren druckempfindlich sein soll. Geben Sie auch keine übertriebenen Schmerzensschreie von sich, wenn der Arzt die Knochenvorsprünge am Ellenbogen drückt; zwar reagiert der betroffene Gelenkknorren schmerzhaft auf Druck, aber keineswegs in dem Ausmaß, wie dies etwa beim Thomsen-Handgriff zu erwarten ist. Und bleiben Sie konsequent, besonders bei der Befragung durch den Arzt.

Oft wird er in zeitlichem Abstand zweimal die gleiche Frage stellen. Geben Sie auf die gleiche Frage unterschiedliche Antworten, machen Sie sich der Simulation verdächtig.

Eine Falle kann auch die Situation der Begrüßung und der Verabschiedung sein. Kräftiges Händeschütteln kann als Provokationstest einen Teil der Untersuchung bilden. Denn Händeschütteln provoziert bei einem echten Patienten Schmerzen und reflexartige Abwehrreaktionen. Verleihen Sie Ihrer Dankbarkeit als Simulant nach der Ausstellung der Arbeitsunfähigkeitsbescheinigung (AUB) also durch herzliches Händeschütteln Ausdruck, laufen Sie Gefahr, enttarnt zu werden. Bleiben Sie wachsam, auch dann, wenn Ihre AUB bereits in Sichtweite ist. Informieren Sie sich über den Thomsen-Test und lassen Sie beim Chair-Test den Stuhl fallen – spielen Sie nicht den Helden. Aber bitte nicht hysterisch schreien, höchstens ein bisschen zucken. Das ist glaubwürdiger.

Wenn der Arzt allerdings nach der Untersuchung eine *Sofort-Hilfe* vorschlägt und zur Spritze greift, sind Sie in einer schwierigen Situation. Hier gibt es zwei mögliche Varianten:

→ *Erste Variante:* Sie lassen sich die Spritze geben. Das tut vielleicht ein bisschen weh, schadet gesunden Menschen aber auch nicht. Und besonders empfindlichen? Merken Sie diese Nuance bei *empfindlich*? Das wäre Ihre Rettung vor der Spritze.

→ *Zweite Variante:* Sie sagen, dass Sie auf Spritzen dieser Art allergisch reagieren. „Solch eine Spritze habe ich vor vielen Jahren bekommen. Danach trat eine allergische Reaktion auf... mit ziemlicher Atemnot..." Das reicht schon. Vermutlich gibt es keinen Arzt, der für eine lokale Betäubung Ihr Leben und damit die eigene Zulassung als Arzt gefährden würde. So entkommen Sie der Piekserei.

Ihnen jedenfalls: *GUTE BESSERUNG!* (Wofür auch immer.)

Kapitel 4: Wie schmerzhaft ist dies Händchen?

Kennen Sie das auch? Manchmal muss man sich vor Freunden ein bisschen aufplustern und protzt mit seinem Fachwissen. Gerade junge Ärzte können sich dem kaum entziehen, nicht einmal im Urlaub, vor allem, wenn die Freundin in einem knappen Bikini daneben liegt. Da hüpfen fröhliche *Skoliosen* (Rückenverkrümmungen) durch den Sand, da watscheln *Platt-*, *Senk-* und *Spreiz*füße ganz ohne orthopädisches Schuhwerk durch die Dünen ... , ein heiteres Völkchen medizinischer Normabweichler, die man auf den ersten Blick erkennt.

Die Störung, auf die wir in diesem Kapitel eingehen wollen, lässt sich zumindest im Anfangsstadium gar nicht so einfach erkennen, denn das *schmerzende Händchen*, das Sie in den Facharztkompendien unter dem komplizierten Namen *Karpal-Tunnel-Syndrom* finden, beginnt mit eher harmlosen nächtlichen Störungen.

Wir haben den Namen das erste Mal sehr bewusst mit Bindestrichen geschrieben, damit Sie die Zusammensetzung besser verstehen können. *Karpal* kommt aus dem Altgriechischen; *karpos* bedeutet die *Handwurzel*. Also eine Störung im Handgelenk.

Wie Friedrich Böttner in seinem Lehrbuch für Orthopädie schreibt, führen beim *Karpaltunnelsyndrom* mechanische Faktoren wie etwa der Druck auf den Nerv zu Schmerzen und Beeinträchtigungen im Bereich des Handgelenks.

Welche Möglichkeiten der Simulation bietet diese Störung? Welche Fallstricke gibt es, und was ist beim Arztbesuch unbedingt zu vermeiden? Sie werden gleich mehr lesen können.

Muskeln und Nerven

Aber zunächst eine kleine Nachhilfestunde in menschlicher Anatomie, denn jede Simulation verlangt auch Kenntnisse über Bau und Funktion von Muskeln, Nerven und Knochen im betroffenen Bereich. Schließlich wollen Sie sich bei einem Arzt nicht blamieren, weil Ihnen die notwendigen Kenntnisse fehlen und Sie anatomische Dummheiten erzählen.

Also, los geht's: Muskeln und die dazu gehörenden Nerven bilden eine motorische Einheit. Ohne *Innervierung*, das heißt ohne Versorgung mit Nervengewebe, kann ein Muskel nicht arbeiten und nicht leben. Jedem Nerv entspricht eine einzige und spezifische Muskelregion. Wenn Sie Ihren Daumen bewegen wollen, brauchen Sie zum Beispiel die dort sitzende Muskulatur – umgangssprachlich auch *Maus* genannt – mit dem dazugehörigen Nerv.

Folgende Details sollten Sie sich also unbedingt merken:

- → Kein Muskel kommt ohne Innervierung aus.
- → Für die Beugung eines Gelenkes sind die Muskel*beuger* zuständig, für die Streckung die Muskel*strecker*, nie umgekehrt. Auch für die Rotation eines Gelenks sind entsprechende Muskel*rotatoren* zuständig, einige für die *Außen*rotation, andere für die *Innen*rotation etc.
- → Ohne Innervierung ist der Muskel gelähmt und bildet sich deutlich erkennbar zurück: Die Muskelmasse schwindet, sofern die Grundstörung nicht behandelt wird. Ähnliches können Sie auch bei Menschen beobachten, die längere Zeit bettlägerig sind: Die Muskelmasse zum Beispiel der Beine nimmt ab, weil sie nicht beansprucht wird.
- → Muskelschmerzen sagen zunächst nichts über die Ursache der Schmerzen aus; außer, Sie haben am Vortag intensiv und eher einseitig trainiert. Das führt zu Muskel*kater*, ein

Ausdruck, der vermutlich vom Wort *Katarrh* abstammt und vom Volksmund ein bisschen vereinfacht wurde. Muskel*kater* können Sie mit Wärme und leichter Bewegung zu Leibe rücken.

Nach diesem kleinen anatomischen Grundkurs kommen wir nun zu einem Klassiker der orthopädischen Sprechstunde: dem *Karpaltunnelsyndrom*, einer Störung im Bereich der Handwurzel.

Das Karpaltunnelsyndrom: Symptome, Entstehung und Behandlung

Wie gesagt, für eine *Straßendiagnose* eignet sich diese Störung gerade anfangs nicht, denn das nächtliche Kribbeln, die Taubheitsgefühle und Schmerzen in der Hand bleiben für andere ja unsichtbar. Gerne schütteln die Betroffenen dann ihre Hand aus, um sich etwas Linderung zu verschaffen. Im Alltag ist das Greifen erschwert, auch extreme Streck- und Beugebewegungen fallen schwerer als früher. Nach längerer Erkrankungsdauer ohne Behandlung schwindet die Muskulatur des Daumenballens, und der Ballen verflacht. Allerdings dauert es eine Weile, bis dieser Muskelschwund auffällig wird.

Doch wie entsteht diese Störung? Wenn Sie Ihre Hand so drehen, dass Sie in Ihren Handteller schauen, können Sie sehen und ertasten, dass unter der Haut mehrere Sehnen und ein Nerv gemeinsam durch eine Loge (ja, wie in der Oper!) aus Weichteilen laufen. Diese Loge heißt im Fachjargon *Karpaltunnel*. Hier verlaufen die neun Sehnen für die Finger*beuger* und am Rand – sehr bescheiden, was die räumlichen Verhältnisse betrifft – der *Nervus medianus* (oder auch *Mittelnerv*). Da dem Nerv zwischen den Sehnen und Weichteilen wenig Platz bleibt, manchmal zu wenig, so dass durch diese Enge mechanischer Druck auf ihn ausgeübt wird, entwickelt sich im Laufe der Zeit eine Unterversorgung der Muskulatur der betroffenen Hand. Die Patienten leiden unter belastenden Missempfindungen, meistens nachts, später auch tagsüber. Der Daumenmuskel schwindet. Bei Zeige-, Mittel- und an der Innenseite des Ringfingers vermindert sich auch das Tastgefühl.

Wollen Sie noch kurz wissen, welche Möglichkeiten der Behandlung es gibt?

Ist eine *konservative* Therapie mit Medikamenten, Schienen für die Nacht und Stützverbänden für den Tag nicht erfolgreich, wird eine Operation notwendig, um die Beschwerden zu lindern und die oben genannten Folgeschäden zu vermeiden. Die Operation dient der Erweiterung des Karpaltunnels und entlastet damit den *Mittelnerv* von Druck.

So dramatisch muss es allerdings gar nicht werden, denn wie die Neurologen Walter Gehlen und Heinz-Walter Delank betonen, bilden sich Karpaltunnelsyndrome nicht selten spontan zurück.

Gebrauchsanweisung für Simulanten

Provokationstests oder: Tappen Sie nicht in die Falle!

Wie bereits im vorigen Kapitel beschrieben, führen Ärzte in der Praxis gerne *Provokationstests* durch. Das heißt, sie rufen durch gezielte Griffe typische Symptome hervor, in diesem

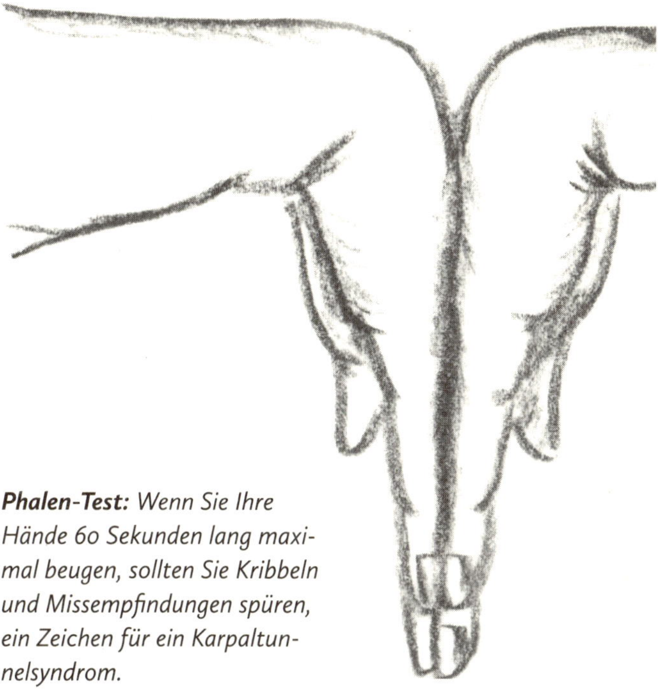

***Phalen-Test:** Wenn Sie Ihre Hände 60 Sekunden lang maximal beugen, sollten Sie Kribbeln und Missempfindungen spüren, ein Zeichen für ein Karpaltunnelsyndrom.*

Fall also Kribbeln, Taubheit, Missempfindungen, Schmerzen. Hier einige Tests, die Sie gut auch selbst durchführen können, z.B. zur Eigendiagnose. Sollten Sie keine Beschwerden haben, sind diese Tests eine gute Vorbereitung auf ein souveränes Täuschungsmanöver.

Phalen-Test: Beugen Sie beide Handgelenke maximal, etwa wie auf der Zeichnung oben zu sehen. Dies sollte innerhalb von 60 Sekunden zu Missempfindungen wie Kribbeln und Taubheit führen.

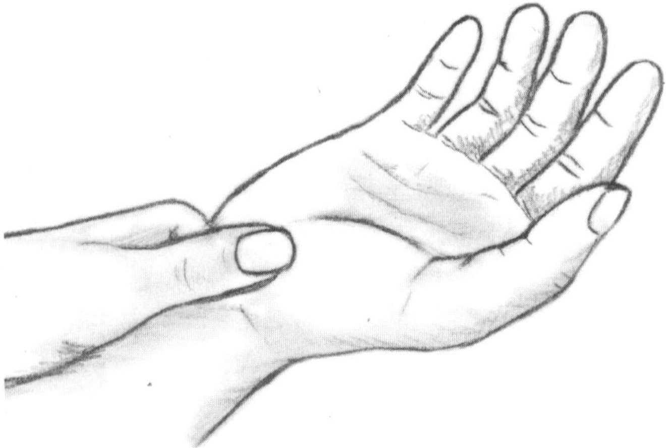

Durkan-Test: *Drücken Sie 30 Sekunden mit dem Daumen in die Mitte des Handgelenks. Betroffene sollten jetzt Missempfindungen in Daumen, Zeige- und Mittelfinger spüren.*

Hoffmann-Tinel-Zeichen: Drehen Sie Hand und Unterarm so, dass Sie in den Handteller schauen. Klopfen Sie einige Zentimeter unterhalb des Handgelenks leicht auf die Mitte. Diese äußere Reizung sollte Kribbeln und Missempfinden vor allem im Daumen, Zeige- und Mittelfinger auslösen.

Durkan-Test: Hier handelt es sich um eine Weiterentwicklung des Hoffmann-Tinel-Zeichens; oben sehen Sie eine Zeichnung der Prozedur. Wenn Sie 30 Sekunden mit dem Daumen in die Mitte des Handgelenks drücken, sollten in diesem Zeitraum Missempfindungen auftreten.

Zwei-Punkt-Diskriminierung: Diese kleine Aufgabe können Sie sehr leicht bei einem Freund erproben.

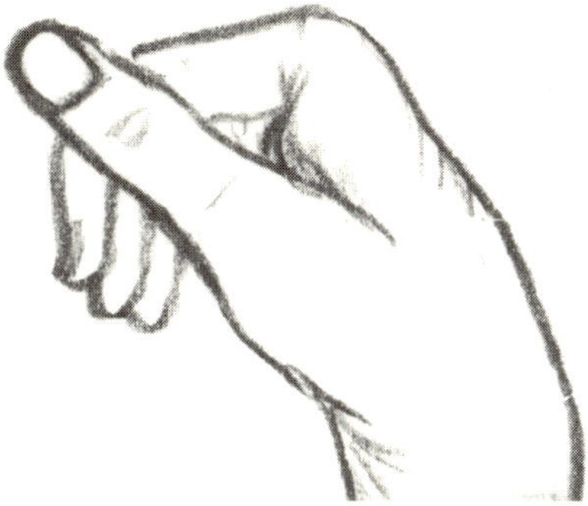

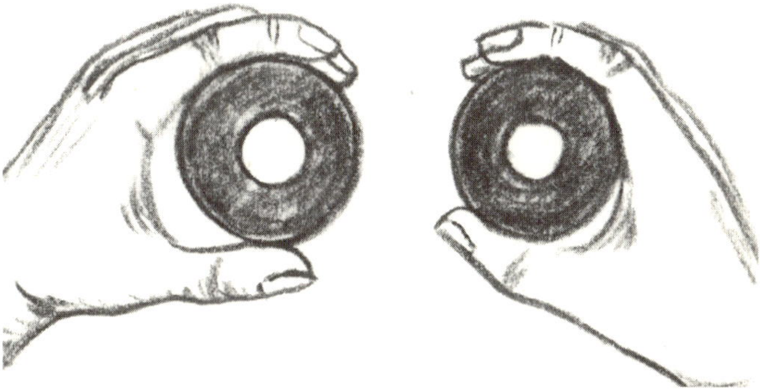

*Eine längere **Unterversorgung** der Muskulatur des **Daumens** führt zu einer deutlich erkennbaren Verflachung des Ballens (oben) und zu Behinderungen des Greifens. Eine Flasche kann nicht mehr fest umfasst werden (links unten). Sicheres Greifen sehen Sie rechts unten.*

Also: Bitten Sie ihn zunächst, beide Augen zu schließen und setzen Sie dann zwei Zahnstocher gleichzeitig so auf die Haut seines inneren Unterarms, dass zwei unterschiedliche Punkte gereizt werden. Kann er die beiden Berührungsreize unterscheiden? Bei welchem Abstand (in mm) nimmt er überhaupt noch zwei Berührungen wahr? Bei welchem Abstand nur eine?

Werden zwei Reizpunkte im Abstand von mindestens 5 mm nur noch als ein einziger Punkt wahrgenommen, gilt die Erregungsleitung als vermindert.

Merken Sie die Falle, liebe Simulantinnen und Simulanten? Wer nämlich auf jeden dieser kleinen Tests in der Arztpraxis mit einem spitzen Schmerzensschrei antwortet, hat das Spiel schon verloren, weil er zu unspezifisch reagiert.

Der Muskelschwund im Daumenballen lässt sich übrigens sehr anschaulich über das sogenannte *Flaschenzeichen* demonstrieren. Ein rundes Gefäß, zum Beispiel eine Weinflasche, kann nicht mehr vollständig umfasst werden, weil die Muskelmasse des Daumens reduziert ist. Sie sehen auf Seite 91 zwei Skizzen, eine des verflachten Daumenballens sowie eine des Flaschenzeichens. Auch für das Flaschenzeichen gilt: Es tritt erst nach geraumer Zeit auf.

Aber Vorsicht! Neben diesen einfachen Verfahren gibt es längst objektive Nachweismöglichkeiten in Form der sogenannten *Elektrodiagnostik*.

Mit Hilfe von Elektroden kann man die Nervenleitgeschwindigkeit nämlich direkt prüfen. Und die Ergebnisse dieses Tests, der für gewöhnlich beim Neurologen durchgeführt wird, können Sie nicht beeinflussen. Allerdings weist Böttner in seinem Lehrbuch darauf hin, dass 20 Prozent der Betroffenen zwar unter den beschriebenen Missempfindungen und Schmerzen leiden, die Geschwindigkeit der Nervenleitung aber nicht vermindert ist.

Alles Simulanten?

Was Sie sonst noch wissen müssen

Hier sind vor allem die Risikofaktoren zu nennen, die Probleme an der Handwurzel begünstigen können. Dazu gehören Übergewicht, Diabetes, eine angeborene oder erworbene Enge des Karpaltunnels, Infektionen und Narben im Handbereich. Aber auch eine Schwangerschaft kann für Beschwerden des Karpaltunnels anfälliger machen und anderes mehr.

Frauen, vor allem solche im mittleren Lebensalter, sind drei Mal so häufig betroffen wie Männer. Auch Menschen mit bestimmten beruflichen Anforderungen tragen ein höheres Erkrankungsrisiko. Hierzu zählen Tätigkeiten mit häufigem und monotonem Beugen und Strecken der Handgelenke, mit häufigen Hand-Arm-Schwingungen oder auch Arbeiten, die einen erhöhten Kraftaufwand der Hände erfordern (etwa an der Supermarktkasse, am Fließband, bei der Fleischverpackung, im Forst etc.).

Wenn Sie also weiblich, um die fünfzig und ein bisschen rundlicher sind, als Ihnen lieb ist, und wenn Sie außerdem einer beruflichen Tätigkeit nachgehen, die Ihre Hände belastet, dann sind Sie eine recht gute Kandidatin, um nächtliche Missempfindungen, aber auch Beschwerden tagsüber zu reklamieren.

Allerdings: Vortäuschen sollten Sie diese Störung nur einmal, höchstens zweimal, denn auf Dauer lässt sich die bei Simulantinnen fehlende Schädigung der Nerven durch einen Neurologen leicht nachprüfen.

Ihnen jedenfalls: *GUTE BESSERUNG!* (Wofür auch immer.)

Kapitel 5: Muskelalarm

Man könnte die Störung, die wir jetzt behandeln, zur Königin aller muskelbetonten und schwer therapierbaren Erkrankungen krönen. Da auch die Diagnose langwierig und kompliziert ist, scheint sie zu Täuschungsmanövern geradezu einzuladen. Und ganz wie es sich für eine Königin gehört, trägt sie einen klangvollen dreiteiligen Namen. Die Rede ist von *Fibromyalgie*. *Fibra* kommt aus dem Lateinischen und steht für Faser, *mys* für Muskel und *algos* für Schmerz; letztere Begriffe stammen beide aus dem Altgriechischen. In deutscher Übersetzung würde sich die Störung *Muskelfaserschmerz* nennen (Jeder Muskel besteht aus einem Bündel Fasern).

Aber, liebe Simulantinnen und Simulanten, Sie kennen das schon: Klingt Ärzten nicht wissenschaftlich genug.

Symptome

Wer ein bisschen in einem *Klinischen Wörterbuch*, zum Beispiel dem neuesten *Pschyrembel* stöbert, findet unter *Fibromyalgie* eine Vielzahl von Symptomen. Neben chronischen Schmerzen in unterschiedlichen Regionen des Körpers, wie etwa in den Gelenken, aber auch im Nacken, im Brustkorb und an den Hüften, werden Morgensteifigkeit der Glieder, Schwellungsgefühle an Händen, Füßen und Gesicht, andauernde Müdigkeit bis hin zur Erschöpfung, Spannungskopfschmerz, Reizdarm, Reizmagen sowie Schlafstörungen als Krankheitszeichen genannt. Hinzu kommen Konzentrationsstörungen, vermehrte Ängstlichkeit und depressive Verstimmung. Unser Strichweibchen auf der nächsten Seite zeigt, welche Punkte des Körpers bei den Betroffenen besonders druckempfindlich sind.

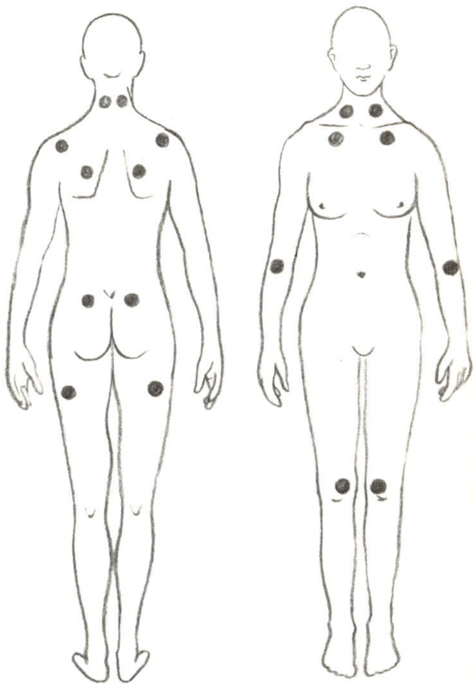

Schmerzprobleme bei ***Fibromyalgie****: Da mehr Frauen als Männer betroffen sind, ist unser Strichmännchen dieses Mal ein Strichweibchen. Die 18 dicken schwarzen Punkte verweisen auf besonders schmerzempfindliche Bereiche des Körpers (nach Pschyrembel, 2013).*

Was die einzelnen Patienten am meisten belastet, kann bei dem diffusen Krankheitsbild der Fibromyalgie sehr unterschiedlich sein. Einige Patienten klagen vor allem über chronische Schmerzen, andere über chronische Müdigkeit und die quälend langen Erholungsphasen nach körperlichen, geistigen oder emotionalen Strapazen.

Die vielfältigen Krankheitszeichen beeinträchtigen die Betroffenen sowohl bei der Arbeit als auch im Privatleben. Mit anderen Worten: Ihre Lebensqualität ist massiv vermindert.

Dazu kommt die quälende Odyssee durch die Arztpraxen. Vermutlich können Sie sich lebhaft vorstellen, wie Menschen zumute ist, die erschöpft und von Schmerzen geplagt zu einem Fachmann gehen und nach der Untersuchung hören müssen, dass körperliche Ursachen für ihre Beschwerden nicht nachweisbar sind. Die Blutwerte sind normal, es finden sich weder Organ- noch Gewebeschäden; es gibt keine entzündlichen Prozesse und so fort.

Schmerzt zum Beispiel das Kniegelenk und kann der Betroffene nur unter Qualen laufen, schickt der Allgemeinarzt ihn zum Orthopäden. Der Orthopäde untersucht das Gelenk, kann aber keine Zeichen einer Infektion oder Verletzung feststellen und schickt den Leidenden weiter zum Neurologen: Vielleicht ist ja der Nerv betroffen. Der Neurologe wiederum schickt den Betroffenen zum Radiologen, um die Weichteile mit bildgebenden Verfahren näher zu betrachten. Aber auch er wird nicht fündig und schlägt als nächste Adresse einen Rheumatologen vor. Und so weiter und so fort. Dies kann dauern und ist vor allem für die Betroffenen ein ebenso qualvoller wie demütigender Prozess.

Sie leiden, stehen aber schnell unter Simulationsverdacht, weil körperliche Ursachen für dieses komplizierte Krankheitsbild bisher fehlen. Und wir alle, vermutlich auch Sie, neigen dazu, nach genau diesen körperlichen Ursachen zu fahnden. Es beruhigt, wenn man weiß, man hat eine Entzündung, und diese Entzündung lässt sich mit einem Medikament und Schonung behandeln. Aber es beunruhigt, wenn der Arzt trotz aller Beschwerden keine Ursachen ausmachen kann. Was sind die Gründe für die Beschwerden?, werden Sie fragen.

Ursachen

Theo R. Payk schreibt in seinem Lehrbuch der *Psychopathologie* – also der Lehre von den psychischen Erkrankungen –, dass die regelmäßige und zufriedenstellende Bewältigung der alltäglichen Anforderungen eine zumindest normale seelische und körperliche Stabilität voraussetzt.

Und diese alltäglichen Anforderungen können sich als erheblich erweisen, sofern der Arzt sich überhaupt die Zeit für eine biografische Anamnese nimmt.

Nehmen Sie als Beispiel einen selbstständigen Handwerker, der trotz großem Einsatz Insolvenz anmelden muss und dazu noch mit den Folgen seiner Scheidung kämpft. Wer wird sich wundern, wenn er chronische Rückenschmerzen hat? Oder die alleinerziehende, berufstätige Frau, die ihre schwerkranke Mutter pflegt und das autistische Kind mehrmals die Woche in eine ambulante Therapie begleiten muss. In solchen Fällen ist die psychophysische Überlastung mit Händen zu greifen.

Wie der bekannte Psychiater Michael Schäfer in seinem Aufsatz über *Neurasthenie* ausführt, gibt es Krankheitsbilder, die sich durch Schmerzen, Müdigkeit, Missstimmung und Missempfindungen aller Art auszeichnen. Sie sind seit mehr als 100 Jahren bekannt. Um 1900 hießen sie *Neurasthenie* oder Nervenschwäche, heute heißen sie *Fibromyalgie* oder *Chronisches Erschöpfungssyndrom* und anderes mehr. Die Namen wechseln, die Krankheitsbilder bleiben. Sie haben nicht nur viele Krankheitszeichen gemeinsam, sondern auch die Tatsache, dass *körperliche* Ursachen bisher nicht nachzuweisen sind. Und während die Diagnose *Neurasthenie* heute etwas altmodisch wirkt und selten vergeben wird, stellen die beiden anderen Krankheitsbilder, also *Fibromyalgie* oder *Chronisches Erschöpfungssyndrom*, die modernen, dem Zeitgeist entsprechenden Varianten dar. *Erschöpft* darf man sein, sogar *ausgebrannt*, man hat eben viel gearbeitet. Auch *Schmerzen* darf man haben, aber *schwach* darf man nicht sein. Und weiterhin gilt: Schon der Gedanke, dass eine körperliche Ursache fehlt, wird als Beleidigung betrachtet.

In den Labors wird fleißig geforscht; bei der *Fibromyalgie* wird zur Zeit unter anderem untersucht, ob die chronischen Schmerzen auf Störungen der Schmerzverarbeitung im Zentralnervensystem beruhen.

Gerade die hektische Suche nach körperlichen Ursachen kann den Betroffenen übrigens sehr zum Nachteil gereichen. Denn ihnen könnte unter Umständen schneller geholfen werden, wenn wir alle akzeptieren, dass manche Arbeitsbedingungen skandalös, manche Lebensumstände sehr belastend, manche Konflikte schwer zu ertragen sind und alles zusammen zu chronischer Überforderung führen kann. Das Leben ist kein Rosengarten, und nicht jeder besitzt die gleiche körperliche und seelische Stabilität.

Gebrauchsanweisung für Betroffene

Rennen Sie nicht jahrelang von Facharzt zu Facharzt, sondern gehen Sie zum Psychiater und zum Psychotherapeuten. Im Idealfall wird Ihnen hier mit einer *multimodalen* Schmerztherapie geholfen. Zu diesen multimodalen, mit vielfältigen Methoden arbeitenden Ansätzen gehört die akute Schmerzbekämpfung, gehören aber auch Techniken der Entspannung, Physiotherapie, Sport – hier vor allem milde Dauersportarten wie Walking, Schwimmen, Radfahren, Aquajogging, Wandern –, ferner Methoden der Stressbewältigung und schließlich Kognitive Verhaltenstherapie. Nicht zuletzt wird der Patient darin geschult, Stressoren seines Alltags (z.B. Zeitdruck, Dauerbelastungen, Gefühle des Versagens...) besser zu erkennen und darauf bereits im Vorfeld mit guter Planung, Pausen und Entspannung zu reagieren. Sämtliche Verfahren dienen dem Ziel, die Beschwerden zu lindern, die konstruktive Bewältigung der Alltagsprobleme zu verbessern und die Lebensqualität wieder zu erhöhen.

Gebrauchsanweisung für Simulanten

Was haben Simulanten und Simulantinnen bei diesem Krankheitsbild besonders zu beachten? Wiederum spielen Risikofaktoren eine Rolle. Sind Sie eine Frau und zwischen 20 und 50 Jahre alt? Hatten Sie gerade eine Infektion oder üben Sie einen belastenden Beruf aus, zum Beispiel den der Altenpflegerin? Dann könnten Sie es versuchen.

Denn auch wenn die Simulation von Fibromyalgie sehr einfach scheinen mag, ist sie keineswegs so besonders leicht.

Ihre Beschwerden sollten seit mindestens drei Monaten bestehen. Schmerzen in den Gelenken, Müdigkeit und Erschöpfung, das wäre die Basis. Aber übertreiben Sie die Schmerzen nicht. Als Begleitsymptom wäre ein Reizdarm gut, also entweder sehr weicher oder sehr harter Stuhl, oder beides im Wechsel. Ein Reizmagen, also Völlegefühl, Magenschmerzen, Übelkeit ginge allerdings auch. Aber dann lassen Sie die Zigaretten lieber zu Hause, damit sie Ihnen beim Arzt nicht aus der Tasche fallen. Denn Nikotinkonsum verträgt sich nicht mit einem Reizmagen; sie wären sofort blamiert. Wenn Sie in die Praxis hinken, dann hinken Sie auch wieder hinaus, und zwar mit dem gleichen Bein. Und wenn Sie ob all der Beschwerden depressiv verstimmt sind, lachen Sie bitte nicht im Wartezimmer, weder vor noch nach der Untersuchung. Depressive Menschen haben einen eher kargen Gesichtsausdruck und lachlustig sind sie auch nicht. Ihre Stimme sollte leise klingen, sodass man Sie kaum versteht. Für lautes Sprechen sind Sie auch viel zu erschöpft. Bei der Kleidung sollten Sie darauf achten, dass der Ausschnitt nicht zu groß und der Rock nicht zu kurz ist: Patienten mit Fibromyalgie halten Kälte schlecht aus. Und die sexuellen Bedürfnisse sind ohnehin reduziert. Aber seien Sie auf der Hut, wenn man Ihnen als Behandlung eine Operation der Druckpunkte anbietet.

Ihnen jedenfalls: *GUTE BESSERUNG!* (Wofür auch immer.)

3

Simulanten in der Sprechstunde gegen Armut und Angst

Steigen Sie ein, wenn Sie mitfahren wollen. Eine Spazierfahrt wird es nicht…

Kapitel 1: Von Stress, Traumen und Krisen

Erinnern Sie sich noch an den ersten Teil unseres Buches? Daran, dass Tiere und Menschen täuschen lernen mussten, um ihr Überleben und ihre Fortpflanzung zu sichern?

Doch sie mussten noch etwas viel Schwierigeres lernen: mit Bedrohungen an Leib und Leben erfolgreich fertig zu werden. Wie der bekannte amerikanische Psychiater Allen Frances in seinem wunderbar medizinkritischen Buch „Normal" betont, haben Gefahren den Menschen von Anbeginn begleitet. Unsere Vorfahren als vergleichsweise langsame und schwache Wesen waren fast überall Bedrohungen ausgesetzt, an jedem Wasserloch, bei jeder Jagd, bei jedem Marsch: Erdbeben, Stürme, Feuersbrünste oder Fressfeinde wie große Raubkatzen und Bären, aber auch giftige Schlangen, feindliche Horden – die Liste der existenziellen Risiken ließe sich verlängern. Und nur wer diesen Gefahren entkam und daraus für die Zukunft lernte, konnte überleben und sich fortpflanzen.

Stress und Stressoren

Dabei zeigen unsere Reaktionen auf existenzielle Gefahren eine erstaunliche Gleichförmigkeit. Wir aktivieren alles uns Mögliche, um zu fliehen oder, wenn es nicht anders geht, zu kämpfen. Das Herz schlägt schneller, der Blutdruck steigt, Gehirn und Muskeln werden besser durchblutet und besser mit Sauerstoff versorgt – wir sind wach, schnell und *gespannt*. Dieses gleichförmige, komplexe Reaktionsmuster angesichts bedrohlicher Situationen wurde von Walter Cannon *Stress* genannt; *Stress* steht im Englischen für *Anspannung*. Sie kennen solche Situationen, jeder kennt sie. Zwar müssen wir heute nicht mehr vor Raubkatzen und anderen Fressfeinden fliehen, aber wir springen flink beiseite, wenn bei Sturm große Äste von den Bäumen gerissen werden. Und die Knie zittern uns erst hinterher, wenn wir die Gefahr einschätzen können, der wir entronnen sind.

Die Außenreize, die wir als gefährlich und belastend erleben, nennen Psychologen *Stressoren*. Sie lassen sich in jedem Alltag finden, zum Beispiel: Konflikte zu Hause oder im Beruf, Zeitdruck bei der Arbeit, Ärger mit dem Chef, näher rückende Examen, drohende Arbeitslosigkeit...

Von diesen Stressoren sind all die Situationen abzugrenzen, die man als *traumatische* Ereignisse bezeichnet.

Trauma und traumatische Ereignisse

Trauma und *Traumatisierung* sind griechische Lehnwörter für *Wunde* und *Verwundung*. *Traumatische* Ereignisse bedrohen einen Menschen in außergewöhnlicher Weise und in katastrophalem Ausmaß und lösen fast immer eine tief greifende Verzweiflung aus, wie Martin Hautzinger und Elisabeth Thies schreiben. Zu diesen *traumatischen Ereignissen* zählen:

- sexuelle Gewalt (Vergewaltigung, Missbrauch),
- körperliche Gewalt, Folter,
- Gefangenschaft in Konzentrationslagern,
- Entführung, Geiselnahme,
- Gefangenschaft aus politischen Gründen,
- räuberische Angriffe (wie z.B. ein bewaffneter Banküberfall in Anwesenheit von Kunden),

- Teilnahme an kriegerischen Auseinandersetzungen,
- Teilnahme an Bürgerkriegen,
- Terroranschläge,
- Naturkatastrophen,
- schwere Eisenbahnkatastrophen,
- Flugzeugabstürze

Wenn Sie über diese Liste traumatisierender Ereignisse nachdenken, fallen Ihnen vielleicht noch andere Exzesse der Gewalt ein, denen Menschen ausgesetzt sein können, ohne die geringste Möglichkeit der Gegenwehr zu besitzen oder gar Kontrolle über die Situation zu haben. Wer solche Geschehnisse überlebt hat, war ohnmächtig und schutzlos ausgeliefert: Nichts ist mehr wie vorher. Das Selbst- und Weltverständnis ist zutiefst erschüttert.

Nicht unerwähnt soll bleiben, dass für Menschen in bestimmten Berufen die Wahrscheinlichkeit erhöht ist, traumatischen Situationen ausgesetzt zu sein. Dazu gehören Soldaten im Kampfeinsatz, Polizisten im Außendienst, Feuerwehrleute, Rettungssanitäter, aber unter Umständen auch Zugführer. Man denke nur an das unvermutet auftauchende Gesicht eines Selbstmörders knapp vor der Führerkabine oder an Eisenbahnkatastrophen.

Auch der Zustand der *Traumatisierung* ist von bemerkenswerter Gleichförmigkeit. Denn zur *posttraumatischen Belastungsstörung*, wie Mediziner und Psychologen das Krankheitsbild nennen, gehören:

- das *Wiedererleben* des Ereignisses in Form quälender Erinnerungen,
- das *Meiden* der damit verbundenen Reize, also von Gedanken, Gefühlen oder Gesprächen, aber auch von Aktivitäten, Orten und Menschen,

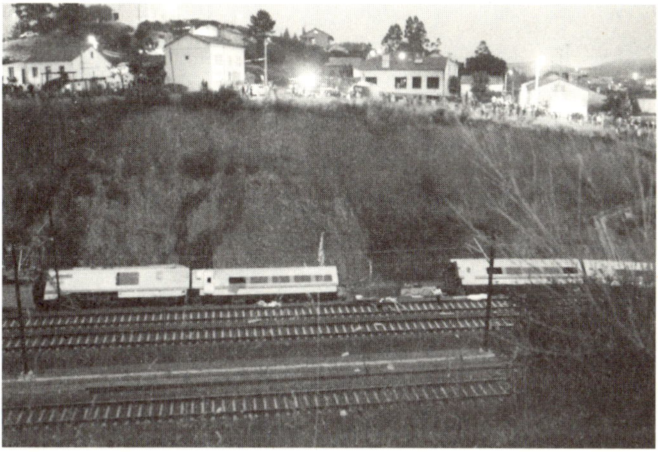

*Die **Eisenbahnkatastrophe** vor Santiago de Compostela im Juli 2013: 77 Tote, 143 Verletzte. Wie viele der Helfer eine Traumatisierung davongetragen haben, wird sich erst später zeigen.*

- eine gesteigerte *Erregbarkeit*, Reizbarkeit und eine kaum steuerbare Aggressivität,
- *Einschränkungen in bedeutsamen Funktionsbereichen*, etwa bei der Arbeit, der Beziehungspflege und der Sexualität,
- eine *Dauer* von mehr als einem Monat.

Die Betroffenen erinnern sich häufig an das Ereignis; sie durchleben die Situation immer und immer wieder. Bilder und Erinnerungen überfallen sie zu jeder Tageszeit und nachts werden sie von Albträumen heimgesucht. Alles, was die Situation auch nur entfernt anklingen lässt, steigert die Erregung und löst Angst aus. Jede Uniform erinnert an das Erschießungskommando, dem man entkommen ist, jede Schneenacht erinnert an das Massaker im Januar, jeder

Geruch nach brennendem Holz an die Feuersbrunst, in der die eigene Familie umkam, jeder dunkle Bart an das Gesicht des Vergewaltigers, und so fort.

Andererseits meiden Betroffene die mit dem Ereignis verbundenen Reize bis hin zum Vergessen, ein Rückzug, der mit Gefühls-Taubheit und einer Fremdheit sich selbst und anderen gegenüber einhergehen kann. Dieses Schwanken zwischen unkontrollierbarem *Wiederbeleben* der traumatischen Situation und ihrem *Vermeiden* ist mit anhaltender *Übererregung* verbunden. Dauern diese Störungszeichen mehr als einen Monat an, spricht man von der bereits erwähnten *posttraumatischen Belastungsstörung* oder auch *PTBS*, vom lateinischen *post* gleich nach, und – wie oben schon beschrieben – dem griechischen Wort *trauma* gleich Verwundung, also einer Störung nach einer (unsichtbaren) Verwundung.

Es wird nicht überraschen, dass von menschlicher Hand zugefügte Traumen besonders tief sind, zum Beispiel nach Vergewaltigung, Missbrauch, Folter, Entführung.

Doch was haben diese zutiefst erschütternden Erfahrungen und ihre dramatischen Konsequenzen mit unserem Thema, dem Täuschen und Simulieren zu tun?, werden Sie sich jetzt fragen. Wir kommen im nächsten Kapitel ausführlich darauf zurück. Aber so viel sei an dieser Stelle bereits erwähnt: Gerade schwer Traumatisierte täuschen gerne Normalität vor, das heißt, sie *dissimulieren*, vor allem, um von ihren Erinnerungen nicht eingeholt zu werden. Andererseits gibt es immer wieder leicht Geschädigte, die ihre Belastungen übertreiben, also *aggravieren* (werfen Sie nochmals einen kurzen Blick auf die Übersichtstabelle im ersten Teil).

Bevor wir uns weiter mit dem schweren Störungsbild der Traumatisierung befassen, wollen wir es aber von all den Anpassungsproblemen abgrenzen, die uns im Laufe unseres Lebens begleiten, weil *kritische Lebensereignisse* und *Krisen* unsere Ruhe und Ausgeglichenheit stören.

Krisen und kritische Lebensereignisse

Das haben Sie sicher auch schon erlebt: Sie sitzen mit Freunden zusammen, und sobald von schmerzlichen Verlusten die Rede ist, fällt auch das Wort *Trauma* oder *traumatisch*. Es ist fast ein Modebegriff geworden, der inflationär gebraucht wird, sehr zum Nachteil der Opfer echter traumatischer Ereignisse. Die Bezeichnung wird auch dann gern benutzt, wenn lediglich eine Krise zu überstehen ist. Etwa wenn Freunde sich scheiden lassen oder aus gesundheitlichen Gründen der ursprünglich erlernte Beruf aufgegeben werden muss, wenn die Wohnung oder gar der Ort zu wechseln sind und vieles mehr. Situationsbedingte Krisen dieser Art gehören zum Leben. Wohl führen sie aktuell zu Schwankungen im persönlichen Gleichgewicht, möglicherweise auch zu Angstgefühlen. Sie können bisherige Erfahrungen, Normen und Werte infrage stellen, aber – und das ist wesentlich – sie lassen sich im Großen und Ganzen ohne bleibende Schäden bewältigen. Nicht zuletzt sollte man im Auge behalten, dass das griechische Ursprungswort *Krisis* eine Entscheidung an einem Wendepunkt bezeichnet. Eine *Krise* kann auch Wachstum und Entwicklung bedeuten, nicht nur Gefahr und Verlust.

Denken Sie zum Beispiel daran, dass für unsere Knirpse der Schuleintritt eine kritische Situation darstellen kann, desgleichen für junge Leute der Beginn einer Ausbildung oder der Eintritt in den Beruf. Für Eltern kann der Auszug der Kinder aus dem gemeinsamen Haus ein Verlustereignis sein, für ältere Menschen die Pensionierung als Ende der hauptberuflichen Tätigkeit. All diese vom Fortschreiten des Lebens abhängenden Eintritts- und Austrittsereignisse, aber auch die bereits genannten Lebensveränderungen wie Umzug, Scheidung, Krankheit etc. wurden von dem amerikanischen Psychiater Gerald Caplan als kritische *Lebensereignisse* bezeichnet.

Kritische Lebensereignisse verändern das Gleichgewicht zwischen der betroffenen Person und ihrer Umwelt und verlangen auf Dauer eine Neuanpassung. Auch das kann zu Störungen wie Ängstlichkeit, Erregtheit oder gar Trauer führen, ohne allerdings je das Ausmaß einer *PTBS* zu erreichen.

Mit anderen Worten: Diese Krisen gehören zum Leben und werden von den meisten Menschen nach einiger Zeit erfolgreich bewältigt. Viele Kinder gehen gern zur Schule, viele junge Leute sind stolz auf ihren beruflichen Einstieg, viele Rentner übernehmen engagiert ein Ehrenamt, werden glückliche Großväter oder begeisterte Spätstudenten.

Also geben Sie nicht auf, wenn Sie sich gerade in einer etwas kritischen Lebensphase befinden. Vertrauen Sie Ihren Erfahrungen und Ihren Kräften und sprechen Sie mit Partnern und Freunden. Auch Krisentelefone und Selbsthilfegruppen können bei akuten Belastungen sehr nützlich sein.

Ihnen jedenfalls: *ALLES GUTE!* (Wofür auch immer.)

Kapitel 2: Hässliche Geschichten aus schönen Ländern

Nicht von ungefähr gehören Kriege und Kriegsfolgen in den Katalog der *traumatisierenden Ereignisse.*

Wir beginnen mit dem Gedicht, das ein junger deutscher Soldat 1943 an der Ostfront schrieb. Willy Peter Reese war zu diesem Zeitpunkt 23 Jahre alt und trug bereits zwei Jahre die Uniform der deutschen Wehrmacht. An seiner Brust steckten vier Medaillen, unter anderem das Eiserne Kreuz II. Klasse. Er kehrte nicht nach Hause zurück. Niemand weiß, wo seine Leiche liegt.

Wir sind der Krieg. Weil wir Soldaten sind.
Ich habe alle Städte verbrannt
Alle Frauen gewürgt
Alle Kinder geschlagen
Allen Raub genommen vom Land.
Ich habe Millionen Feinde erschossen,
alle Felder vernichtet, die Dome zerstört,
die Seelen der Menschen verheert,
aller Mütter Blut und Tränen vergossen.

Ich habe es getan. – Ich tat
Nichts. Aber ich war Soldat.

Entnommen dem Buch: Willy Peter Reese,
Mir selber seltsam fremd, 2004, Seite 7.

Traumatisierung durch den Kampfeinsatz

Wissen Sie, dass Kriegstraumen seit mehr als 120 Jahren diskutiert werden? Dass Soldaten bis heute die allergrößten Schwierigkeiten haben, mit ihren aus dem Kampfeinsatz mitgebrachten Störungen akzeptiert zu werden?

Als ein eigenes Krankheitsbild wurde die posttraumatische Belastungsstörung erst nach dem Vietnamkrieg anerkannt (1955–1975), weil immer mehr Vietnam-Veteranen schwer traumatisiert in die USA zurückkehrten. Damals wurde die Einstellung, dass nur schwache und kränkliche Männer von dieser Störung befallen werden, erstmals infrage gestellt.

Das sah zur Zeit des Ersten Weltkriegs (1914–1918) noch anders aus. Man bezeichnete die Geschädigten als *Kriegszitterer* und unterstellte ihnen, dass sie simulieren, um dem Fronteinsatz zu entkommen. Wie Franziska Lamott und Günter Lempa berichten, befassten sich Richter und Psychiater, aber auch Politiker und leitende Militärs abwechselnd mit dieser Thematik. Je nach Auffassung der einzelnen Experten wurden junge Männer mit Belastungsstörungen als Simulanten, Hysteriker, Drückeberger oder eben als Traumatisierte verstanden. Auf einer Konferenz der deutschen Militärpsychiater im Jahr 1916, also mitten im Ersten Weltkrieg, wurde eine Traumatisierung durch Explosionen, Verschüttungen oder den Einsatz von Giftgas von der Mehrheit der Ärzte empört zurückgewiesen. Namhafte Psychiater unterstellten, dass es den jungen Männern an Mut und Tapferkeit fehle und sie sich eine Entschädigung erschwindeln wollten.

Und 1939, kurz vor Beginn des Zweiten Weltkriegs, erklärte man psychisch erkrankte Veteranen kurzerhand zu chronisch Geisteskranken, und ein Teil von ihnen wurde in den Tötungsanstalten der Nationalsozialisten ermordet.

Während des Zweiten Weltkriegs war die Lage für psychisch beeinträchtigte Soldaten kaum besser. Wir haben bereits im ersten Teil unseres Buches darauf hingewiesen. Wie die Frankfurter Rundschau vom 08.09.2009 vorrechnet, wurden 30.000 bis 35.000 Soldaten als „Kriegsverräter" und „Wehrkraftzersetzer" zum Tode verurteilt. Besonders gegen Ende des Krieges, in militärisch bereits aussichtsloser Lage, wurden verletzte Soldaten gern als Drückeberger und Frontflüchtlinge verfolgt. Fraglos gab es unter ihnen Simulanten und Selbstverstümmeler. Genauso unbestreitbar ist jedoch, dass viele von ihnen *Traumatisierte* im Sinne des heutigen Verständnisses waren. Denken Sie an das Gedicht des jungen Soldaten, das wir eingangs zitiert haben: *Mir selber seltsam fremd*, überschreibt er sein Tagebuch und drückt damit ein wichtiges Merkmal einer posttraumatischen Belastungsstörung aus – die *Selbstentfremdung*. Zumindest an der Ostfront dürfte dies nicht selten gewesen sein.

Ziemlich undankbar, dieses Vaterland, werden Sie zu Recht sagen. Schauen wir mal, ob unser heutiges Vaterland ein bisschen mehr für seine Veteranen übrig hat.

Afghanistan und die Folgen

„Verwundete Seelen" heißt der Titel eines Films, den der Sender Phoenix im Juni 2013 über das Leben zweier Soldaten der Bundeswehr zeigte. Beide jungen Männer hat der Einsatz in Afghanistan stark verändert. Ihr Leben wird nie mehr so sein wie früher.

Peter hat in den Einsätzen gelernt, Angst, Entsetzen und quälende Selbstzweifel zu unterdrücken. Nur auf diese Weise konnte er überleben. Zurück in Deutschland musste er allerdings feststellen, dass er nicht nur seine Ängste unterdrückt hatte; er war auch gefühlstaub geworden. Er konnte sich nicht mehr freuen. Er konnte seine Frau nicht mehr berühren; selbst eine kleine freundschaftliche Umarmung gelang ihm nicht. Über viele Monate hinweg versuchte er mit therapeutischer Hilfe die Rückkehr in ein normales Leben, die Rückkehr zu seiner Familie, der Frau und den beiden Kindern. Dennoch scheiterte die Ehe trotz beidseitiger Bemühungen.

Ebenso wie Peter gleicht auch *Dominik* nicht mehr dem Mann, der er einmal war. Er ist gereizt und aggressiv. Weil er nicht schlafen kann, fährt er ziellos mit dem Auto durch die Gegend, nächtelang. Er hat furchtbare Dinge gesehen; sie verfolgen ihn, ohne dass er es verhindern oder kontrollieren kann. Vor seinem Einsatz hat er sich nicht vorstellen können, all das zu tun, was ihm dann abverlangt wurde, zum Beispiel auf Unbewaffnete zu schießen, sogar auf Frauen und auf Kinder. Seine Freundin erreicht ihn nicht mehr, so sehr sie sich auch bemüht. Und die Beziehung, die Dominik aus der Ferne besonders viel bedeutet hat, geht in die Brüche.

Dies sind nur zwei Fälle von *Kriegstraumen*. Andere Beispiele finden Sie in amerikanischen Filmen, so etwa in dem Film von Cimino „Die durch die Hölle gehen“ mit Robert de Niro und Meryl Streep. Hier wird eindrucksvoll geschildert, wie der Vietnamkrieg nicht nur das Leben der jungen Männer, sondern auch das Leben ihrer kleinen Stadt verändert. Und die kaum steuerbaren Aggressionen eines Vietnam-Veteranen werden in Bentons Film „Der menschliche Makel“ erschreckend deutlich. Immerhin: Inzwischen sieht man die Ursachen für Kriegstraumen in schockierenden äußeren Ereignissen und nicht (allein) in Persönlichkeitsmerkmalen

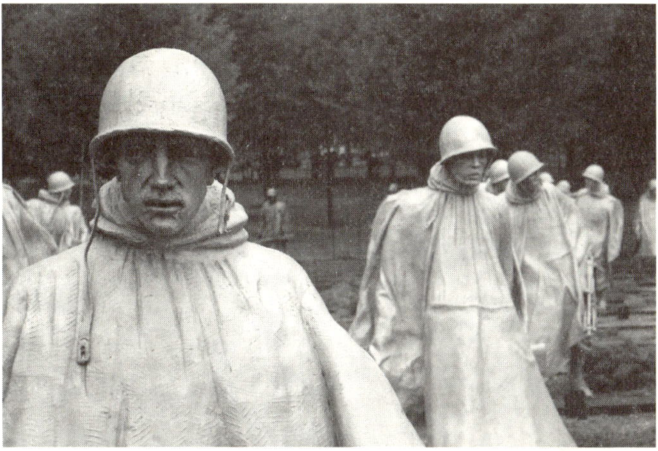

Da stehen sie nun, versteinerte junge Männer in ihren Totenhemden, vom ***Kampfeinsatz*** *gezeichnet. Das Vaterland hat ihnen ein Denkmal gesetzt – wenigstens das, nach allen Verstörungen. (Washington DC, USA, Denkmal für die Soldaten des Korea-Kriegs)*

der Betroffenen, und der Gesetzgeber hat Richtlinien für Entschädigungen und Renten festgelegt.

Aber: Wie der Wehrbeauftragte des deutschen Bundestages, Reinhold Robbe, in einer eigenen Untersuchung bestätigte, wurden von 600 Anträgen auf Anerkennung eines Kriegstraumas weniger als ein Drittel positiv entschieden. So berichtete Robbe in der Sendung Panorama am 15.04. 2010. Dabei gehen Traumaspezialisten davon aus, dass etwa zwei Prozent aller Soldaten im Einsatz an *PTBS* erkranken. Das wären pro Jahr rund 300 Betroffene, eine Einschätzung der Wochenzeitung *Die Zeit* vom 03.07.2013.

Also doch kein besonders dankbares Vaterland?

Traumatisierung nach Vergewaltigung und Folter

Im Bosnienkrieg (1992–1995) ermordeten serbische Soldaten rund 8.000 Jungen und Männer und folterten und vergewaltigten rund 20.000 Mädchen und Frauen. Die meisten Vergewaltigungsopfer waren muslimische Bosnierinnen. Das Programm der Serben war von bemerkenswerter Klarheit: Sie wollten alle muslimischen Frauen in Bosnien vergewaltigen.

Frauen als Beute für die Sieger, um sie selbst und damit auch deren Männer und Familien zu entehren. Wenn Sie sich allerdings allein durch die Zahlen erschrecken lassen, haben Sie den richtigen Zugang zu diesen Ungeheuerlichkeiten noch nicht gefunden. Stellen Sie sich die erzwungene *Nähe*, ja *Intimität* vor, um hier wirklich mitzufühlen. Die Opfer empfinden eine Vergewaltigung meist nicht als sexuelle Handlung, sondern als extreme Demütigung, die mit Todesangst verbunden ist. So schrieb die Militärsoziologin Ruth Seifert vor wenigen Jahren.

Noch heute leben viele Opfer nicht nur mit diesem Trauma, sondern auch mit den Kindern ihrer Vergewaltiger. Und noch heute können sie ihre Peiniger unbehelligt durch die Straßen der bosnischen Städte gehen sehen. Kaum einer wurde bestraft. Erst jetzt, lange nach dem Krieg, sprechen manche der Frauen über ihre Leiden. Und die Möglichkeit, darüber zu sprechen, kann ihnen etwas von ihrer Würde zurückgeben.

Hören wir einigen dieser Stimmen zu, stellvertretend für viele: „Jede Nacht kamen die Soldaten mit ihren Taschenlampen und suchten sich Frauen aus... Als ich aufwachte, war ich nackt und voller Blut... Ich kannte die Männer, die mich gefangen genommen und vergewaltigt haben. Vor dem Krieg haben sie in meinem Restaurant gegessen... Sie haben uns Gewehre ins Geschlecht gedrückt. Und dann weißt du nicht, ob abgedrückt wird, du stirbst fast vor Angst... Sie wollten, dass wir serbische Babys kriegen... *Sie wollten uns zerstören, aber wir haben überlebt*." Aus einem Bericht im *Magazin* der Süddeutschen Zeitung aus dem Jahr 2013.

Das Ende des Krieges liegt inzwischen mehr als zehn Jahre zurück, und erst jetzt können diese Frauen sprechen. Doch viele schweigen noch immer, weil sie sich fürchten: davor, verachtet zu werden. Eine vergewaltigte Frau, die diese entehrende Tat überlebt hat, wird in einer patriarchalischen Welt vom eigenen Mann oft nicht mehr akzeptiert. So tritt zur Gewalttat der Verlust der Familie und der gewohnten Bindungen.

Die Betroffenen leiden bis heute an den Folgen. Häufig sind Ess- und Schlafstörungen, Angstanfälle und Waschzwang. Ebenfalls verbreitet sind Ekel vor Sexualität, chronische Unterleibsschmerzen, Depressionen, Reizbarkeit und Aggressivität. Manche dieser Frauen sind unfruchtbar geworden, weil Verletzungen und Infektionen nicht behandelt wurden. Zu den Gefühlen von Hilflosigkeit und Wut tritt außerdem eine Erschütterung des Selbst- und Weltverständnisses, die einen normalen Alltag unmöglich macht.

Sie, liebe Leserinnen und Leser, werden leicht erkennen, dass einige der beschriebenen Beschwerden durchaus dem Bild einer *posttraumatischen Belastungsstörung (PTBS)* entsprechen.

Wenn diese Frauen über Kroatien nach Deutschland fliehen konnten, war ihr nächstes Problem der Kampf um die Anerkennung als Asylantin. Die grauenhaften Erfahrungen in Bosnien machen eine freiwillige Rückkehr unmöglich, und humanitäre Gründe verbieten die Abschiebung unter Zwang.

Allerdings: Ob eine *PTBS* im definierten Sinn vorliegt, wird im Rahmen von Asylverfahren nach gesetzlichen Vorgaben eher streng geprüft. Dabei treten für die Gutachter zwei sehr unterschiedliche Probleme auf: Die Frauen können und wollen einerseits über die Gewalt, die ihnen angetan wurde, nicht sprechen (Näheres im folgenden Kapitel). Andererseits erfüllen nicht alle Asylbewerberinnen sämtliche Kriterien für eine Anerkennung als Opfer. Durch die Erfahrungen von Gewalt und Flucht sind sie psychisch aber so stark beeinträchtigt, dass sie unbedingt therapeutische Hilfe benötigen. Dies kann zumindest für einen gewissen Zeitraum zur Duldung und zum Stopp der Abschiebung führen.

Traumatisierung in Konzentrations- und Arbeitslagern

„Ist das ein Mensch?" nannte der italienische Schriftsteller Primo Levi den bereits 1947 erschienenen Bericht, in dem er seine Gefangenschaft im nationalsozialistischen Konzentrationslager Auschwitz beschreibt. Arbeit unter extremen Bedingungen, Schlafmangel, Hunger, Durst, Kälte, erzwungene Nähe, ja Intimität, ringsum Menschen, die im Sterben liegen, den eigenen Tod ständig vor Augen, dazu die Demütigungen durch die Kapos und das Wachpersonal der SS. Bereits jeder einzelne *Stressor* dieser unvollständigen Liste könnte die physische und psychische Gesundheit eines Menschen gefährden, wie viel mehr aber die Kombination all dieser Bedingungen. Ähnlich eindrucksvolle Berichte finden sich bei Jorge Semprún in seinem Buch über das Lager Buchenwald mit dem Titel „Was für ein schöner Sonntag" und im „Roman eines Schicksallosen" von Imre Kertész.

Sie alle sind Zeitzeugen, die die Ungeheuerlichkeiten der Lager nicht nur überlebt haben, sondern den Verstörten und der Verstörung ihre Stimme gaben – und dies stellvertretend für alle Ermordeten.

Um Ihnen auch die östlichen Todeszonen nicht vorzuenthalten, hören wir noch eine weitere Stimme. Die von Warlam Schalamow, der in seinen kargen Erzählungen die sowjetischen Lager beschreibt. „Das Lager zerstört jede Seele", sagt er, der als Dissident mehrfach zu Lagerhaft verurteilt wurde und erst im Ural, dann im hohen Norden Sibiriens, Zwangsarbeit verrichten musste. Über seine siebzehn Jahre währende Odyssee durch die sibirischen Lager berichtet er in den Büchern „Erzählungen aus Kolyma", die zu seinen Lebzeiten nur im westlichen Ausland erscheinen durften.

Und die Gegenwart? Ein Ende ist kaum abzusehen. Wir werden die Gefangenen in den Lagern der Guantanamo Bay nicht vergessen. Murat Kurnaz berichtet in seiner Autobiografie „Fünf Jahre meines Lebens", was ihm dort widerfahren ist.

Das Mittelmeer als Grab

Seit Jahrzehnten dürfte jedem, der vor den Problemen der südlichen Halbkugel nicht die Augen verschließt, klar sein, dass es nur eine Frage der Zeit ist, bis junge Afrikaner auf der Suche nach Arbeit und Brot die Festung Europa stürmen. Dass sie irgendwann mit überfüllten Booten kommen, dass aus der Hoffnung auf ein normales Leben ein Massensterben wird: Wir erleben es jetzt. Und neben der großen Zahl von Toten wird nach diesem strapaziösen Kampf um das pure Überleben auch die Zahl der Traumatisierten wiederum gestiegen sein.

Kapitel 3: Erdrückende Lasten

Die Stimmen der Betroffenen in den vorigen Kapiteln verdeutlichen, wie die Welt aus den Fugen gerät, wenn Menschen gewaltsam aus ihrem gewohnten Alltag, aus den gewohnten Beziehungen und Tätigkeiten herausgerissen und an Leib und Leben bedroht werden. Dabei haben wir nur die wichtigsten und aktuellsten der traumatisierenden Situationen dargestellt.

Und, werden Sie uns noch ein bisschen weiter folgen? Sich mit uns gemeinsam ansehen, wie Menschen aus traumatisierenden Situationen zurückkehren und wie sie um die Rückkehr in ein einigermaßen *normales* Leben kämpfen müssen?

Wie kann die besprochene Erschütterung des Selbst- und Weltverständnisses wieder aufgehoben werden?

Da es sich bei der posttraumatischen Belastungsstörung um eine schwere Erkrankung mit starker Einschränkung vieler bisheriger Lebensmöglichkeiten handelt, sind entsprechend langwierige Therapieverfahren notwendig. Wie bereits im Kapitel *Muskelalarm* angesprochen, empfehlen sich bei komplizierten vielschichtigen Störungen *multimodale Therapien.*

Multimodal ist aus zwei lateinischen Wörtern zusammengesetzt: *multi* für viel, *modus* für Art und Weise – eine multimodale Therapie behandelt also auf vielfältige Art und Weise. In diesem Fall mit einer Kombination aus medizinischen, psychotherapeutischen, kunsttherapeutischen und körperorientierten Verfahren. Das bedeutet: Speziell ausgebildete Fachkräfte, spezifisch ausgestattete Abteilungen, und, Sie ahnen es schon, Geld, eine Menge Geld.

Glücklicherweise folgt nicht jedem traumatischen Ereignis eine posttraumatische Belastungsstörung.

Da bei der Diagnose *PTBS* nicht nur die aufwändige Behandlung bezahlt wird, sondern auch eine *Entschädigung* beantragt werden kann – so etwa von Veteranen aus dem Afghanistankrieg –, ist davon auszugehen, dass Gutachter mit großer Sorgfalt arbeiten. Ähnliches dürfte für die Begutachtung von Flüchtlingen aus Krisengebieten gelten, da sie seit dem Jahr 2000 mit der Diagnose *posttraumatische Belastungsstörung* Asyl beantragen oder eine Abschiebung verhindern können.

Die Aussagen der Betroffenen

Wie lässt sich die Diagnose *PTBS* stellen? Hier ist als Erstes festzuhalten, dass sichere Verfahren fehlen, um eine echte von einer simulierten *PTBS* zu unterscheiden. Schwierig wird es für Simulanten, wenn die Vortäuschung über einen längeren Zeitraum aufrechterhalten werden muss. Fast immer verwickeln sie sich dann in grobe Widersprüche.

Die Diagnose kann und muss wesentlich auf den *Aussagen* der Betroffenen beruhen, denn meist haben nur sie allein die existenziell bedrohende Situation erlebt.

Wie genau oder auch ungenau solche *Beschreibungen* sein können, wissen Sie, wenn Sie an all die Krimis denken, die Sie bereits gelesen oder im Fernsehen gesehen haben. Zeugen eines Verbrechens machen sehr selten klare Angaben über die Situation oder die Täter. Ähnliches gilt für Aussagen zu den eigenen Befindlichkeiten. Diese *Selbstbeschreibungen* zum Erleben und Verhalten nach einer traumatischen Situation sind weit schlechter zu überprüfen als etwa körperliche Störungen, da organische Befunde fehlen.

Gerade Flüchtlinge, auch sogenannte Wirtschaftsflüchtlinge – und wer würde nicht vor Arbeitslosigkeit und Hunger fliehen? –, haben schon ohne Traumatisierung an einem schweren Schicksal zu tragen.

Denken Sie nur an die gefährlichen bis lebensbedrohlichen Fluchtwege, an die Trennung von der gewohnten Lebensumwelt, an den Verlust der Angehörigen. Haben Sie endlich ein Lager oder eine sonstige Unterkunft erreicht, sind sie auf jeden Fall hilfsbedürftig und benötigen dringend medizinische und psychotherapeutische Betreuung. Wie Christian Pross schreibt, sind viele Psychiater durchaus geneigt, ihnen je nach Einzelfall unterschiedliche Störungen zu attestieren. So kommen die Diagnosen *Exilbedingte Belastungsreaktion*, *Persönlichkeitsstörung aufgrund frühkindlicher Vernachlässigung*, *Depression* und anderes mehr infrage. Das kann eine Abschiebung zumindest verzögern.

Gebrauchsanweisung für Simulanten

Wer eine posttraumatische Belastungsstörung vortäuschen will, darf die Gutachter nicht unterschätzen. Er/sie muss sich gut auf die Situation vorbereiten. Neben einer medizinischen Befundabklärung ist eine ausführliche biografische Anamnese und Exploration zu erwarten. Dennoch kommt es immer wieder zu Fehldiagnosen, und zwar in beide Richtungen: Echte Traumen werden verkannt, simulierte werden bestätigt.

Das hat viele Gründe. So fällt es gerade traumatisierten Menschen sehr schwer, über die Situation der Traumatisierung zu sprechen. Sie schützen sich vor dem Wiederbeleben des Traumas und der damit verbundenen Angst und Erregung. In diesem Zusammenhang stellen muslimische Frauen einen besonderen Härtefall dar, weil viele – wir haben es bereits erwähnt – über eine Vergewaltigung schweigen, um sich nicht „entehrt“ zu fühlen. Ganz nach dem Motto: Was ich beschweige, ist nicht geschehen. Zumindest für die anderen nicht, also für den eigenen Mann und die eigene Familie.

Sind Gutachter nicht speziell geschult, nehmen sie ein Trauma gerade bei schwer Traumatisierten nicht wahr. Schwer Traumatisierte leben in Rückzug und Abkapselung. Ihr Schweigen kann als Unaufmerksamkeit oder mangelnde Mitarbeit verkannt werden. Wie Hans Wolfgang Gierlichs betont, bedarf es hier spezieller Gesprächstechniken und Untersuchungsmethoden – und die Untersuchung braucht Zeit, viel Zeit. Simulanten sind allerdings im Vorteil, wenn Ärzte oder Gutachter mit knappen Zeitvorgaben arbeiten.

Des Weiteren kann die Beziehung zwischen Gutachter und Betroffenem das Ergebnis in starkem Maß beeinflussen. Gutachter mit großer Distanz und fehlender Anteilnahme verkennen vorhandene Verwundungen tatsächlich; eine zu geringe Distanz und zu starke Anteilnahme bewirken das Gegenteil: Eine leichte Anpassungsstörung wird zur PTBS erklärt, wie der Traumaexperte Ferdinand Haenel schreibt.

Wie erkennt ein Gutachter nun vorgetäuschte Störungen? *Übertreibungen* der Symptome und *Widersprüche* sind typische Kennzeichen. Simulanten neigen dazu, die traumatisierende Situation und die Beschwerden bereitwillig zu schildern. Sie werden in ihrer Stärke und Schwere überbetont und in ungewöhnlicher Ausprägung dargestellt. So zum Beispiel, dass dem eigenen Chef der Kopf abgeschnitten und damit Fußball gespielt wurde. Dieser Fall wurde von dem Traumaexperten Christian Pross geschildert.

Schwer Traumatisierte berichten hingegen eher bruchstückhaft, erstarren plötzlich und brechen den Gesprächskontakt ab, weil die Befragung intensive Erinnerungen an das Trauma wachgerufen hat, vor denen sie sich eigentlich schützen wollen. Diese Erstarrung kann lange dauern und eine weitere Untersuchung zumindest am gleichen Tag unmöglich machen. Eine solche Reaktion ist ein eindringlicher Hinweis auf eine posttraumatische Belastungsstörung.

Im Fachjargon spricht man hier auch von *dissoziativem* Verhalten. Dieser Begriff kommt, Sie ahnen es bereits, aus dem Lateinischen. Das Verb *disassociare* steht für *trennen*, *abspalten*. In diesem Fall ist die Trennung von Wahrnehmungs- und

Echte Störung

- → Mischung von schweren, mittelschweren und leichten Symptomen (z.B. Erregungszustände, Albträume, aber auch Konzentrationsprobleme).
- → Negativ-Symptomatik, also Verluste von Erlebens- und Verhaltensweisen (etwa: sich nicht mehr freuen können, nicht mehr schmusen können…).
- → Geschilderte Symptome stimmen mit den Beobachtungen überein, die der Arzt oder Gutachter machen kann (z.B. Übererregung in Form von Zittern und Schwitzen…).
- → Angaben zu Beschwerden und Verlauf sind ohne grobe Widersprüche.
- → Patient ist mit dem Einholen der Angaben anderer einverstanden (Vorbefunde, Auskunft von Ärzten, Angehörigen etc.).
- → Beeinträchtigung bei angenehmen, sozialen Tätigkeiten (z.B. sich nicht mehr mit Freunden treffen können…).
- → Schwierigkeiten, über die traumatischen Ereignisse zu sprechen (schweigen, abbrechen, in Zustand von Erregung geraten…).

Gedächtnisinhalten gemeint: Die Erinnerung ist zu belastend, sie wird verweigert.

Dagegen zeigen Simulanten geradezu eine Vorliebe dafür, über die angeblich traumatisierende Situation zu berichten. Sie erzählen flüssig und in eher dramatisierender Form, verwickeln sich aber gern in Widersprüche.

Doch wie kann die Schilderung der *traumatisierenden Situation* nun am besten beurteilt werden? Da der Untersucher bei dem traumatisierenden Ereignis nicht anwesend war,

- → Traumatische Ereignisse und Beeinträchtigungen werden bagatellisiert (immerhin habe ich überlebt...).
- → Vermeidungssymptomatik (Uniformen ausweichen, nicht an Polizeistation vorbeigehen...).
- → Unwillkürliches Wiedererleben des Traumas, wenn bestimmte Reize auftauchen, plötzliche Angst und Erregung, vegetative Reaktionen (jede Schneeflocke erinnert an das Erschießungskommando im Winter...).
- → Albträume mit unterschiedlichen Kerninhalten des traumatischen Ereignisses (z.B. fliehen müssen..., Gewehrsalven..., gefesselt werden...).
- → Beschämende und selbstwertgefährdende Beschwerden werden geschildert (z.B. aggressive Durchbrüche...).
- → Äußere Belastungen führen zu einem vorhersagbaren Wiederbeleben des Traumas (z.B. heftige Konflikte...).
- → Schuldgefühle und Selbstanklagen (ich hätte mich wehren müssen...).

kann er keineswegs mit Sicherheit entscheiden, ob dieses Ereignis wirklich stattgefunden hat. Ebenso wenig weiß er, ob es existenziell gefährdend war. Subjektive Berichte über traumatisierende Situationen können nur zum Teil objektiviert werden. Etwa dann, wenn es sich, wie beim Kriegseinsatz in Afghanistan, nachweisbar um Kampfsituationen gehandelt hat. Auch für Flüchtlinge aus Krisen- und Bürgerkriegsgebieten lassen sich Erschießungen, Vertreibungen und Lageraufenthalte durchaus belegen. Staatliche Folter dagegen unterliegt in allen Ländern einer strikten Geheimhaltung, und

Simulierte Störung

- → Schwere, dramatische, fantastische Symptome werden geschildert und mit Krankheitszeichen aus anderen Störungsbildern gemischt.
- → Positiv-Symptomatik, nur offensichtliche Symptome werden geschildert, dabei ungewöhnliche Einzelsymptome oder eine ungewöhnliche Kombination von Beschwerden.
- → Große Unterschiede zwischen der geschilderten und beobachteten Symptomatik (Patient ist im Wartezimmer ganz munter und verstummt im Untersuchungsraum).
- → In mehreren Untersuchungssituationen werden Beschwerden inkonsistent und widersprüchlich beschrieben.
- → Patient verweigert das Einholen von Vorbefunden.
- → Beeinträchtigungen treten eher bei unangenehmen Tätigkeiten auf (Konzentrationsstörungen bei der Arbeit, aber nicht beim Kartenspiel...).
- → Keine Schwierigkeiten, über die traumatischen Ereignisse zu sprechen, manchmal sogar besondere Vorlieben für dieses Thema.

die Folterer versuchen alles, um keine eindeutigen Spuren zu hinterlassen. Vergewaltigungen werden gerne aus Scham verschwiegen, Gewalt und Missbrauch in der Familie werden selbst in Europa mit dem Mantel des Schweigens bedeckt. In den zuletzt genannten Fällen wird man sich ohne objektive Nachweise auf die Erlebnisberichte der Opfer stützen müssen. Falls man sie bekommt.

Die erfahrene Traumatherapeutin Angelika Birck hat eine Liste von Verhaltensweisen zusammengestellt, die nützliche Hinweise auf echte und vorgetäuschte Störungen enthält.

- → Traumatische Ereignisse werden in ihrer Grausamkeit besonders betont (sie wollten uns alle erschießen... sie haben mit Köpfen Fußball gespielt).
- → Keine Vermeidungssymptomatik (Patient kann überall hingehen, alles ohne Erregung erinnern...).
- → Kein unwillkürliches Wiederbeleben der traumatischen Situation, keine Angst und Erregung beim Auftauchen von Reizen (Schnee ist Schnee...).
- → Albträume werden nicht spontan berichtet, und wenn, mit immer gleichem Inhalt.
- → Beschämende Beschwerden werden nicht geschildert.
- → Widersprüchliche Veränderungen, oft auch Symptomwechsel, sobald der Patient sich beobachtet fühlt (hört auf zu lachen...).
- → Keine Schuldgefühle und Selbstanklagen.

Übrigens: Je weniger erfahren der Gutachter und je geringer sein Zeiteinsatz ist, umso eher erhält der Klient ein Gutachten, das seinen Wünschen entspricht.

Aber Vorsicht: Geschichten müssen einigermaßen konsistent, einigermaßen widerspruchsfrei und, sofern im öffentlichen Raum angesiedelt, belegbar sein (etwa Kriegsgreuel, Lagerhaft, Flugzeugabstürze, sonstige Katastrophen…). In einer global vernetzten Welt lassen sich schwerwiegende Ereignisse und Orte des Grauens relativ schnell ausmachen. Und wer eine Opferbiografie erfindet, sollte über ein gutes Gedächtnis und über gute Kenntnisse der Zeitgeschichte verfügen.

Allerdings: Wer zu lehrbuchhaft und lückenlos erzählt, gerät ebenfalls unter Verdacht, wie oben bereits erwähnt. Und hüten Sie sich vor Fangfragen. Sagen Sie nicht einfach *ja*, wenn Ihnen merkwürdige Symptome angeboten werden. Es könnten Fallen sein. Nein, Sie müssen nicht immerzu reden… Nein, Sie müssen sich nicht immerzu kratzen… Falls jedoch neuere Testverfahren benutzt werden, gehen Sie besser.

Zum Schluss noch ein ernsthafter *Appell*: Wenn es Ihnen nur um finanzielle Entschädigung geht, dann bleiben Sie doch bei der Wahrheit. Vielleicht übertreiben Sie bereits vorhandene Störungen ein bisschen, das wird Ihnen kaum einer übelnehmen.

Wenn Sie aber nach langer Flucht endlich das Recht auf Aufenthalt, Arbeit und Brot bekommen wollen: unsere besten Wünsche.

Ihnen jedenfalls: *ALLES GUTE!* (Hier oder anderswo.)

4

Gebrauchsanweisung für Ärzte und andere Professionelle

Immer nachgeben? Immer streng sein?
Sie doch nicht, oder?

Kapitel 1: Von Meeren, Savannen und Märkten

Erinnern Sie sich an den Karnevalstintenfisch, den wir Ihnen ganz am Anfang vorgestellt haben? Wie er über den Meeresboden fegt und all seine Verfolger mit unterschiedlichsten Körperformen und Farben narrt? Elegante Täuschungsmanöver, um sich und seine Brut durchzubringen. Und die Savannenbewohner mit ihren Tricks, die Konkurrenten um Futter und Sex auszuschalten?

Nur wer geschickt zu täuschen und zu tricksen gelernt hat, kann überleben und sich fortpflanzen – wir wissen es längst. Und auch die Entwicklung der Intelligenz hängt damit zusammen: Die besseren Verstellungskünstler kommen nicht nur besser durch, sie produzieren auch mehr Nachwuchs. Und dieser Nachwuchs kann wieder besser tricksen und so fort.

Und sehen wir intelligenten Simulanten nicht gerne dabei zu, wie sie alle anderen übertölpeln? Wer hätte nicht über den Postboten Gerd P. gelacht, der als Dr. med. Clemens Bartholdy in einer psychiatrischen Klinik den Oberarzt spielte. Jahrelang im weißen Kittel, obwohl er nicht eine einzige medizinische Vorlesung besucht hat. Was für eine meisterhafte Täuschungsleistung. Und nach seiner eher zufälligen Entlarvung meint er in einem Interview, er habe sich in der Psychiatrie als Hochstapler unter Hochstaplern gefühlt. Keine geringe Unverschämtheit, was meinen Sie?

Mundus vult decipi – Die Welt will betrogen sein, wie es seit den Tagen der römischen Weltherrschaft heißt. Und dann auch wieder nicht. Denn was die oberen Ränge dürfen, wird bei den unteren gerne bestraft. Und wer oben, wer unten ist, bestimmt der Markt. Oder, wie der berühmte Soziologe Max Weber schrieb: Mit der modernen Marktwirtschaft hat sich auch die moderne Marktgesellschaft durchgesetzt, Schritt für Schritt.

Der Markt und seine Regeln

In dieser Marktgesellschaft entscheiden Prinzipien des Marktes über die Zuteilung von Lebenschancen und Lebensrisiken. Wer passt, wer passt nicht? Welche Fähigkeiten und Fertigkeiten sind gerade gefragt? Wer kann mit seiner Ausbildung und seinen Kompetenzen die Ansprüche der Anbieter erfüllen und eine gut bezahlte und interessante Position ergattern? Für wen bleiben die eintönigen, schlecht bezahlten Knochenjobs, die Jobs der Straßenreiniger, Müllmänner, Putzfrauen, Steineklopfer?

Und damit wir uns nicht missverstehen: Nicht nur Mutter Natur verteilt so begehrte Merkmale wie Schönheit, Gesundheit und Begabung höchst ungerecht, auch unsere Gesellschaft ist recht parteiisch, wenn es um die guten Plätze geht.

Verteilungs(un)gerechtigkeit

Wie der renommierte Sozialhistoriker Hans-Ulrich Wehler in seinem Buch „Die neue Umverteilung“ erst kürzlich feststellt, ist die Bundesrepublik ein Land krasser sozialer Ungleichheit geblieben und geworden. Dies gilt nicht nur für das materielle Kapital, also die Zumessung von Einkommen und Vermögen, sondern, wie in dem Gerechtigkeitsbüchlein von Gisbert Roloff und Barbara Zoeke nachzulesen, auch für immaterielle Werte. Unter diese immateriellen Werte fallen so begehrte Güter wie

→ *Aufmerksamkeit* (denken Sie nur daran, wie wenig Aufmerksamkeit Sie dem Müllmann schenken, der Ihren Unrat verklappt, und wie viel Aufmerksamkeit Sie Ihrem Chef oder den Kollegen zollen),
→ *Zuneigung* (niedliche Kinder, hübsche junge Frauen, possierliche Tiere: Wer fragt da schon nach alt und krank?),
→ *Zugang zu Informationen* (was weiß ein Abgeordneter, was ein Arbeitsloser?),
→ *Privilegien* (z.B. freie Gestaltung der Arbeitszeit, eigener Schlüssel zum Institut, selbstbestimmte Wahl von Forschungsthemen…).

Dies sind nur einige der Vorteile, die hier zu nennen wären. So werden *Aufmerksamkeit* und *Zuwendung* auch von Professionellen, seien sie nun Lehrer, Ärzte oder Richter, in höchst ungleicher Weise verteilt. Benachteiligt sind zum Beispiel chronisch psychisch Kranke, Menschen mit gescheiterten Berufskarrieren, alleinstehende arbeitslose Männer, sozial benachteiligte Frauen, schusselige und gebrechliche Alte.

Und noch immer wird die gehobene soziale Herkunft wie ein Verdienst gehandelt, statt sie als das zu sehen, was sie ist: ein glücklicher Zufall. So erhält der Akademikersohn trotz mittelmäßiger Zensuren eine Empfehlung für den Besuch des Gymnasiums, die Tochter der alleinerziehenden Telefonistin dagegen muss trotz guter Noten um den Platz in der höheren Schule kämpfen. Und dass die Kinder bekannter Stars leichter den Zugang zur Medienwelt finden als ebenfalls begabte junge Leute ohne prominenten Namen, können Sie täglich in der Zeitung lesen.

So kann es gar nicht verwundern, dass geschickte Menschen ein bisschen hochstapeln, berühmte Vorfahren erfinden, Abschlüsse fingieren und Doktortitel vortäuschen, um sich einen besseren sozialen Rang, ein höheres Einkommen, mehr Anerkennung und Zuwendung, mehr Möglichkeiten der Gestaltung ihrer Umwelt, aber auch ihres eigenen Lebens zu verschaffen.

Und weil Chancen und Lasten ungleich verteilt sind, sowohl von Mutter Natur als auch von der Gesellschaft, brauchen wir nicht nur den Markt, schreibt Heribert Prantl in seinem (Un-)Gerechtigkeitsbuch, wir brauchen den Sozialstaat. Wir brauchen die Förderung der Kräfte und Talente, die in jedem stecken. Wir brauchen Hilfen für die Belasteten, ja, manchmal auch finanzielle Hilfen, damit jeder Mensch sein Leben in Würde verbringen kann, und nicht bedrückt und gebückt seine Tage fristen muss.

Kapitel 2: Über die unterschiedlichen Formen von Tapferkeit

Gesundheitsrisiken und Sterblichkeit sind in der bundesrepublikanischen Gesellschaft nicht gerade gerecht verteilt. Wenn Ihnen ein Mann im fortgeschrittenen Alter gegenübersitzt, dessen Hände durch schwere körperliche Arbeit gezeichnet sind, wissen Sie vermutlich, dass er eine ziemlich schlechte Rente beziehen wird. Aber wissen Sie auch, dass er diese magere Rente rund 10 Jahre weniger beansprucht als die weit besser versorgten Akademiker? Weil er mit ungefähr 72 Jahren sterben wird, der Akademiker dagegen erst im Alter von ca. 82 Jahren. Wie Gesundheitsforscher immer wieder zeigen, hängt die Lebenserwartung von Bildung, Berufsstatus und Einkommen ab. Wer zum männlichen Geschlecht gehört, wenig gebildet ist und an der Armutsgrenze lebt, stirbt früher; nähere Angaben finden sich bei Annette Reil-Held.

So wird es durchaus zu einer Frage der Tauschgerechtigkeit, wie ein angemessener Lohn für den auszusehen hat, der seine Leistung auf dem Arbeitsmarkt anbietet. Aber auch die sehr einfache wie fundamentale Frage, wie viele Stunden und Jahre des jeweils begrenzten Lebens ein Mensch mit fremdbestimmter Arbeit verbringen muss, um – im Tausch für Geld – seine Tage fristen zu können, gehört hierhin. Oder, wie Alexander Hagelüken in der *Süddeutschen Zeitung* im Oktober 2013 schreibt: *Arme Männer sterben früher*, Tendenz steigend. Wenn die – endlich – selbstbestimmten Rentnerjahre nicht nur kurze, sondern auch kärgliche Jahre sind, wird man von einer nicht unerheblichen Gerechtigkeitslücke sprechen müssen. Und die Frage sei erlaubt: Warum verdient der Müllmann *so viel* weniger als der Akademiker? Unsere Städte würden im

Unrat ersticken, gäbe es die Müllmänner nicht. Und warum verdient der Busfahrer *so viel* weniger als der Chirurg? Verantwortung tragen beide, und fehlerhaftes oder gar leichtfertiges Verhalten kann in beiden Fällen zu tödlichen Folgen für andere Menschen führen.

Glücksfaktor Arbeit

Ein weiterer Gesichtspunkt soll nicht unerwähnt bleiben. Arbeit kann ein Glücksfaktor sein, wie Michael Neumann und Jörg Schmidt erst kürzlich wieder betont haben. Aber dies setzt voraus, dass die Arbeit selbstbestimmt, sinnstiftend und sozial angesehen ist. Nicht von ungefähr findet sich unter Wissenschaftlern und verwandten Berufen die größte Zahl Hochzufriedener, eine Art *Glückselite*, die engagiert ihre selbst gesteckten Ziele verfolgt. Glück erlebt man in den Momenten, in denen sich die Aufmerksamkeit auf etwas Angenehmes richtet, sagt der renommierte Verhaltensökonom und Nobelpreisträger Daniel Kahneman. Und dafür braucht man die richtige Arbeit und den richtigen Arbeitsplatz. Das haben keineswegs alle.

So kann es kaum verwundern, dass Männer und Frauen in den ärztlichen Sprechstunden und in den psychologischen Beratungsstellen sitzen, die an ihrem Leben schwer zu tragen haben. Unsichere Jobs, schlechte Bezahlung, Doppelbelastung durch Arbeit und Familie, Pflegefälle zu Hause, das sind nur einige Stressoren, die auf Dauer derart strapazieren können, dass die *Flucht* in die Krankheit oder aber die *Simulation* von Krankheit die einzigen Auswege sind. Nicht jeder ist so stabil-flexibel wie ein japanischer Wolkenkratzer, der turmhoch und erdbebensicher errichtet wurde. Manch einer hat, wenn er vor Ihnen sitzt, bereits eine Odyssee von Arztpraxis zu Arztpraxis hinter sich, um mit der chronischen Müdigkeit, den immer wieder auftretenden Schmerzen, dem gestörten Schlaf und der morgendlichen Verstimmung fertig zu werden.

Freche und Belastete

Versuchen wir uns in einer vorläufigen Analyse.

Ja, es gibt sie wirklich, die *Faulen*, die sich aus den unterschiedlichsten Gründen zu drücken versuchen. Und es gibt die *Frechen*, deren Simulationskünste beinahe für das Burgtheater reichen würden. Von beiden Typen möchte man sich nicht gern über den Tisch ziehen lassen, so viel charmante Lügen sie auch produzieren mögen. Allerdings: Wenn sie geschickt und schlau sind, kann es schwierig werden, sie zu entlarven.

Und dann gibt es die anderen.

Es gibt sie, die *Selbstverdoppler*, die trotz fester Anstellung Nebenjobs annehmen, also auf Baustellen, bei Umzügen, bei Transporten aushelfen, um ihr Einkommen aufzubessern. Aber vielleicht verdienen sie mit der festen Anstellung so wenig, dass sie den zusätzlichen Job brauchen, um mit der Familie über die Runden zu kommen? Vielleicht ist am Ende des Geldes noch viel Monat übrig, ohne dass verschwenderisch damit umgegangen worden wäre? *Working poor* in einem reichen Land wie der Bundesrepublik Deutschland. Wer hätte geglaubt, dass Friedrich Engels' Analyse der Arbeiterklasse des 19. Jahrhunderts noch einmal hervorgekramt werden müsste?

Es gibt sie, die *Unzufriedenen*, denen jeder Arbeitstag nur Mühen bringt. Weil die Arbeit keine Freude macht, die eigenen Interessen nicht abgedeckt werden, soziales Ansehen und Anerkennung fehlen.

Es gibt sie, die *Belasteten*, die neben ihrer beruflichen Arbeit noch Kinder und Familie versorgen, womöglich eine kranke Mutter pflegen und dies alles an der unteren Grenze des Einkommens, also ohne große Möglichkeiten, sich Hilfe zu kaufen.

Es gibt sie, die *wenig Widerstandsfähigen*, die aus genetischen Gründen oder infolge frühkindlicher Vernachlässigung nicht allen Anforderungen unseres Arbeitslebens gewachsen sind. Klügere Jahrhunderte sprachen dann von *Nervenschwäche* oder *Neurasthenie*. Wir benutzen andere Etiketten, zum Beispiel *Burnout* oder *Fibromyalgie*, um nicht akzeptieren zu müssen, dass Menschen zwar vor dem Recht gleich sind, aber in ihrer Ausstattung nicht gleich geboren werden.

Und es gibt auch die *Kranken*, ganz am Beginn des Krankheitsprozesses, etwa in der frühen Phase einer *Angststörung*, einer *Depression* oder einer *Schizophrenie*. So zum Beispiel die junge Pflegerin, die einer alten Frau das Mittagessen eingibt, den Löffel fallen lässt und schreiend davonläuft, weil sie das Auf und Ab der großen Zähne nicht ertragen kann. Die Krankschreibung war hier nur das Vorspiel einer schweren chronischen Störung.

Und selbstverständlich wollen wir die *Übertreiber* oder *Aggravierer* nicht vergessen, die eine bereits vorhandene leichte Störung nutzen, um die Symptome ein bisschen in Richtung der gewünschten Krankschreibung zu verschlimmern.

Allerdings: Ohne zeitaufwendige *biografische Anamnese* und ohne sorgfältige Untersuchung wird man diese Differenzierungen nicht treffen können. Und wurde nicht bis vor Kurzem das Prinzip gehütet, die gute und genaue Anamnese mache etwa fünfzig Prozent der Diagnose? Eine klinische Regel, die, wie der Stab beim Stafettenlauf, an die jeweils jüngere Generation sämtlicher Gesundheitsberufe weitergegeben werden sollte.

Kapitel 3: Gediegene Sätze – alte Weisheiten

Beginnen wir mit einem bekannten Witz.

> *Frage: Was ist der Unterschied zwischen einem Arzt und dem Lieben Gott?*
> *Antwort: Gott weiß, dass er kein Arzt ist.*

Nun, Ärzte sind gewiss nicht der Liebe Gott, aber unterschätzen sollte man sie auch nicht. Und zweifelsohne sind die ärztliche Tätigkeit und die Tätigkeit von anderen Gutachtern nicht selten mit einer Gratwanderung zu vergleichen. Welcher Wahrheit soll die Ehre gegeben werden? Vielleicht auch, welcher Weisheit?

Mundus vult decipi – die Welt will betrogen sein. Aber die alten Lateiner haben noch andere Weisheiten zu bieten. *Primum non nocere, vor allem nicht schaden* und *Salus aegroti suprema lex, das Heil des Kranken ist das oberste Gesetz* – es sind dies die gut bekannten Regeln der Mediziner. Sollten wir diese Prinzipien nicht ergänzen durch den Leitsatz der Juristen: *In dubio pro reo, im Zweifel für den Angeklagten*?

Dieser Grundsatz gehörte schon zur Rechtsauffassung des Aristoteles. Später prägte er das römische Recht und fand in der Renaissance nach und nach Eingang in die Rechtsprechung vieler europäischer Länder. In der deutschen Rechtsgeschichte liest man den Satz zum ersten Mal in einer Schrift von Friedrich Spee von Langenfeldt. Er hatte seinerzeit, im Jahr 1631, eine ungeheure Wirkung. Denn Spee trug mit der Formulierung dieses Prinzips entscheidend zur Beendigung des Hexenwahns und zur Beendigung der Hexenprozesse bei.

Sollten Mediziner und Psychologen wirklich weniger vorsichtig, weniger behutsam und weniger gerecht sein als Juristen?

Ihnen jedenfalls: *EINE GLÜCKLICHE HAND*, wenn Sie Ihre Unterschrift setzen (wohin auch immer)!

Anhang

Zum Schmökern und Nachschlagen

Berühmte Simulanten in deutschsprachigen Romanen

Effi Briest und die simulierten Kreuzschmerzen (Lumbalgie)

Lesen Sie selbst, wie laienhaft die schöne Effi Briest die angeblichen Kreuzschmerzen vortäuscht. Dr. Rummschüttel durchschaut sie zwar, aber er verhält sich großzügig und verständnisvoll. Beide spielen ein gesellschaftlich geduldetes Spiel: Die eine simuliert ein Leiden, der andere verschreibt ein harmloses Wässerchen.

Aus: *Theodor Fontanes* „Effi Briest" (1952/Erstausgabe 1896). In: *„Romane und Gedichte"*, S. 739–742.

... So waren schon beinah vierzehn Tage vergangen. Innstetten schrieb immer dringlicher und wurde ziemlich spitz, fast auch gegen die Schwiegermama, so daß Effi einsah, ein weiteres Hinausschieben sei nicht mehr gut möglich, und es müsse nun wirklich gemietet werden. Aber was dann? Bis zum Umzuge nach Berlin waren immer noch drei Wochen, und Innstetten drang auf rasche Rückkehr. Es gab also nur ein Mittel: sie mußte wieder eine Komödie spielen, mußte krank werden.

Das kam sie aus mehr als einem Grunde nicht leicht an, aber es mußte sein, und als ihr das feststand, stand ihr auch fest, wie die Rolle, bis in die kleinsten Einzelheiten hinein, gespielt werden müsse.

„Mama, Innstetten, wie du siehst, wird über mein Ausbleiben empfindlich. Ich denke, wir geben also nach und mieten heute noch. Und morgen reise ich. Ach, es wird mir so schwer, mich von dir zu trennen."

Frau von Briest war einverstanden. „Und welche Wohnung wirst du wählen?"

„Natürlich die erste, die in der Keithstraße, die mir von anfang an so gut gefiel und dir auch. Sie wird wohl noch nicht ganz ausgetrocknet sein, aber es ist ja das Sommerhalbjahr, was einigermaßen ein Trost ist. Und wird es mit der Feuchtigkeit zu arg und kommt ein bißchen Rheumatismus, so hab ich ja schließlich immer noch Hohen-Cremmen."

„Kind, beruf es nicht! Ein Rheumatismus ist mitunter da, man weiß nicht wie."

Diese Worte der Mama kamen Effi sehr zu paß. Sie mietete denselben Vormittag noch und schrieb eine Karte an Innstetten, daß sie den nächsten Tag zurückwolle. Gleich danach wurden auch wirklich die Koffer gepackt und alle Vorbereitungen getroffen. Als dann aber der andere Morgen da war, ließ Effi die Mama an ihr Bett rufen und sagte: „Mama, ich kann nicht reisen. Ich habe ein solches Reißen und Ziehen, es schmerzt mich über den ganzen Rücken hin, und ich glaube beinah, es ist ein Rheumatismus. Ich hätte nicht gedacht, daß das so schmerzhaft sei."

„Siehst du, was ich dir gesagt habe; man soll den Teufel nicht an die Wand malen. Gestern hast du noch leichtsinnig darüber gesprochen, und heute ist es schon da. Wenn ich Schweigger sehe, werde ich ihn fragen, was du tun sollst."

„Nein, nicht Schweigger. Der ist ja ein Spezialist. Das geht nicht, und er könnte es am Ende übelnehmen, in so was anderem zu Rate gezogen zu werden. Ich denke, das beste ist, wir warten es ab. Es kann ja auch vorübergehen. Ich werde den ganzen Tag über von Tee und Sodawasser leben, und wenn ich dann transpiriere, komm ich vielleicht drüber hin."

Frau von Briest drückte ihre Zustimmung aus, bestand aber darauf, daß sie sich gut verpflege. Daß man nichts genießen müsse, wie das früher Mode war, das sei ganz falsch und schwäche bloß; in diesem Punkte stehe sie ganz zu der jungen Schule: tüchtig essen.

Effi zog sich nicht wenig Trost aus diesen Anschauungen, schrieb ein Telegramm an Innstetten, worin sie von dem ‚leidigen Zwischenfall' und einer ärgerlichen, aber doch nur momentanen Behinderung sprach, und sagte dann zu Roswitha: „Roswitha, du mußt mir nun auch Bücher besorgen. Es wird nicht schwer halten, ich will alte, ganz alte."

„Gewiß, gnäd'ge Frau. Die Leihbibliothek ist ja gleich hier nebenan. Was soll ich besorgen?"

„Ich will es aufschreiben, allerlei zur Auswahl, denn mitunter haben sie nicht das eine, was man gerade haben will." Roswitha brachte Bleistift und Papier, und Effi schrieb auf: Walter Scott, Ivanhoe oder Quentin Durward; Cooper, Der Spion; Dickens, David Copperfield; Willibald Alexis, Die Hosen des Herrn von Bredow.

Roswitha las den Zettel durch und schnitt in der anderen Stube die letzte Zeile fort. Sie genierte sich ihret- und ihrer Frau wegen, den Zettel in seiner ursprünglichen Gestalt abzugeben.

Ohne besondere Vorkommnisse verging der Tag. Am anderen Morgen war es nicht besser und am dritten auch nicht.

„Effi, das geht so nicht länger. Wenn so was einreißt, dann wird man's nicht wieder los; wovor die Doktoren am meisten warnen und mit Recht, das sind solche Verschleppungen."

Effi seufzte. „Ja, Mama, aber wen sollen wir nehmen? Nur keinen jungen. Ich weiß nicht, aber es würde mich genieren."

„Ein junger Doktor ist immer genant, und wenn er es nicht ist, desto schlimmer. Aber du kannst dich beruhigen; ich komme mit einem ganz alten, der mich schon behandelt hat, als ich noch in der Heckerschen Pension war, also vor etlichen zwanzig Jahren. Und damals war er nah an Fünfzig und hatte schönes, graues Haar, ganz kraus. Er war ein Damenmann, aber in den richtigen Grenzen. Ärzte, die das vergessen, gehen unter, und es kann auch nicht anders sein; unsere Frauen, wenigstens die aus der Gesellschaft, haben immer noch einen guten Fond."

„Meinst du? Ich freue mich immer, so was Gutes zu hören. Denn mitunter hört man doch auch anderes. Und schwer mag es wohl oft sein. Und wie heißt denn der alte Geheimrat? Ich nehme an, daß es ein Geheimrat ist."

„Geheimrat Rummschüttel."

Effi lachte herzlich. „Rummschüttel! Und als Arzt für jemanden, der sich nicht rühren kann."

„Effi, du sprichst so sonderbar. Große Schmerzen kannst du nicht haben."

„Nein, in diesem Augenblick nicht. Es wechselt beständig."

Am anderen Morgen erschien Geheimrat Rummschüttel. Frau von Briest empfing ihn, und als er Effi sah, war sein erstes Wort: „Ganz die Mama."

Diese wollte den Vergleich ablehnen und meinte, zwanzig Jahre und drüber seien doch eine lange Zeit. Rummschüttel blieb aber bei seiner Behauptung, zugleich versichernd, nicht jeder Kopf präge sich ihm ein, aber wenn er überhaupt erst einen Eindruck empfangen habe, so bleibe der auch für immer. „Und nun, meine gnädigste Frau von Innstetten, wo fehlt es, wo sollen wir helfen?"

„Ach, Herr Geheimrat, ich komme in Verlegenheit, Ihnen auszudrücken, was es ist. Es wechselt beständig. In diesem Augenblick ist es wie weggeflogen. Anfangs habe ich an Rheumatisches gedacht, aber ich möchte beinah glauben, es sei eine Neuralgie, Schmerzen den Rücken entlang, und dann kann ich mich nicht aufrichten. Mein Papa leidet an Neuralgie, da hab ich es früher beobachten können. Vielleicht ein Erbstück von ihm."

„Sehr wahrscheinlich", sagte Rummschüttel, der den Puls gefühlt und die Patientin leicht, aber doch scharf beobachtet hatte. „Sehr wahrscheinlich, meine gnädigste Frau." Was er aber still zu sich selber sagte, das lautete: „Schulkrank und mit Virtuosität gespielt. Evastochter comme il faut." Er ließ jedoch davon nichts merken, sondern sagte mit allem wünschenswerten Ernst: „Ruhe und Wärme sind das Beste, was ich anraten kann. Eine Medizin, übrigens nichts Schlimmes, wird das weitere tun."

Und er erhob sich, um das Rezept aufzuschreiben: Aqua Amygdalarum amararum, eine halbe Unze, Syrupus florum Aurantii zwei Unzen. „Hiervon, meine gnädigste Frau, bitte ich Sie, alle zwei Stunden einen halben Teelöffel voll nehmen zu wollen. Es wird Ihre Nerven beruhigen. Und worauf ich noch dringen möchte: keine geistigen Anstrengungen, keine Besuche, keine Lektüre." Dabei wies er auf das neben ihr liegende Buch.

„Es ist Scott."

„Oh, dagegen ist nichts einzuwenden. Das beste sind Reisebeschreibungen. Ich spreche morgen wieder vor."

Effi hatte sich wundervoll gehalten, ihre Rolle gut durchgespielt. Als sie wieder allein war – die Mama begleitete den Geheimrat –, schoß ihr trotzdem das Blut zu Kopf; sie hatte recht gut bemerkt, daß er ihrer Komödie mit einer Komödie begegnet war. Er war offenbar ein überaus lebensgewandter Herr, der alles recht gut sah, aber nicht alles sehen wollte, vielleicht weil er wußte, daß dergleichen auch mal zu respektieren sein könne. Denn gab es nicht zu respektierende Komödien, war nicht die, die sie selber spielte, eine solche?

Bald danach kam die Mama zurück, und Mutter und Tochter ergingen sich in Lobeserhebungen über den feinen alten Herrn, der trotz seiner beinahe siebzig noch etwas Jugendliches habe. „Schicke nur gleich Roswitha nach der Apotheke... Du sollst aber nur alle drei Stunden nehmen, hat er mir draußen noch eigens gesagt. So war er schon damals, er verschrieb nicht oft und nicht viel, aber immer Energisches, und es half auch gleich."

Rummschüttel kam den zweiten Tag und dann jeden dritten, weil er sah, welche Verlegenheit sein Kommen der jungen Frau bereitete. Dies nahm ihn für sie ein, und sein Urteil stand ihm nach dem dritten Besuche fest: „Hier liegt etwas vor, was die Frau zwingt, so zu handeln, wie sie handelt." Über solche Dinge den Empfindlichen zu spielen, lag längst hinter ihm.

Als Rummschüttel seinen vierten Besuch machte, fand er Effi auf, in einem Schaukelstuhl sitzend, ein Buch in der Hand, Annie neben ihr.

„Ah, meine gnädigste Frau! Hocherfreut. Ich schiebe es nicht auf die Arznei; das schöne Wetter, die hellen, frischen Märztage, da fällt die Krankheit ab. Ich beglückwünsche Sie. Und die Frau Mama?"

Felix Krull und die vorgetäuschte Blödheit (Pseudodemenz)

Ist er nicht ein Meister der Täuschung, Thomas Manns amüsanter Held Felix Krull? Vom Autor wurde die Simulation raffiniert angelegt, vermutlich mit guter Kenntnis des sog. Ganser-Syndroms, als Pseudodemenz bereits 1897 von dem deutschen Psychiater Ganser beschrieben.

Bekenntnisse des Hochstaplers Felix Krull

Aus *Thomas Manns* „Bekenntnisse des Hochstaplers Felix Krull. Der Memoiren erster Teil“ (Erstausgabe 1954. S. Fischer Verlag GmbH, Frankfurt am Main, S. 98–111).

„Das ist ein Einjähriger“, hörte ich vom Kommissionstisch her eine tiefe und wohlwollende Stimme gleichsam erklärend sagen und vernahm gleich darauf mit leichtem Verdruß, wie eine andere jene scharf näselnde nämlich, berichtigend feststellte, daß ich nur ein Rekrut sei.

„Treten Sie näher heran!“ sagte der Stabsarzt. Seine Stimme war meckernd und etwas schwach. Ich gehorchte ihm willig, und dicht vor ihm stehend tat ich mit einer gewissen törichten, doch nicht ungefälligen Bestimmtheit den Ausspruch:

„Ich bin vollkommen diensttauglich.“

„Das entzieht sich Ihrer Beurteilung!“ versetzte ärgerlich jener, indem er den Kopf vorstreckte und lebhaft schüttelte. „Antworten sie auf das, was ich Sie frage, und enthalten Sie sich eigener Bemerkungen!“

„Gewiß, Herr Generalarzt“, sprach ich leise, obgleich ich wohl wußte, daß er nichts weiter als Oberstabsarzt war, und blickte ihn mit erschrockenen Augen an. Ich erkannte ihn jetzt ein wenig besser. Er war mager von Gestalt, und der Uniformrock saß ihm faltig und schlotterig am Leibe. Die Ärmel, mit Aufschlägen, die fast bis zum Ellenbogen reichten, waren zu lang, so dass sie die Hälfte der Hände mit bedeckten und nur die dürren Finger daraus hervorragten. Ein schmaler und spärlicher Vollbart, farblos dunkel wie das aufrechtstehende Haupthaar, verlängerte sein Gesicht, und zwar umso mehr, als er den Unterkiefer, bei halboffenen Munde und hohlen Wangen, hängen zu lassen liebte. Vor seinen geröteten Augenritzen saß ein Zwicker in Silberfassung, der verbogen war, dergestalt, dass sein eines Glas dem Lide behinderlich auflag, während das andere weit vom Auge abstand.

Dies war das Äußere meines Partners, und er lächelte hölzern ob meiner Anrede, indem er einen Blick aus dem Augenwinkel zum Kommissionstische gleiten ließ.

„Heben Sie die Arme! Nennen Sie Ihr Zivilverhältnis!" sagte er und legte mir gleichzeitig, wie der Schneider tut, ein grünes, weißbeziffertes Meterband um Brust und Rücken.

„Ich beabsichtige", antwortete ich, „die Hotelkarriere einzuschlagen."

„Die Hotelkarriere? So, Sie beabsichtigen. Nämlich zu welchem Zeitpunkt?"

„Ich und die Meinen sind übereingekommen, dass ich diese Laufbahn antreten werde, nachdem ich meiner militärischen Dienstpflicht genügt habe."

„Hm. Ich habe nicht nach den Ihren gefragt. Wer sind denn die Ihren?"

„Professor Schimmelpreester, mein Pate, und meine Mutter, Witwe eines Champagnerfabrikanten."

„So, so, eines Champagnerfabrikanten. Und was treiben Sie denn zur Zeit? Sind Sie nervös? Warum rucken und zucken Sie so mit den Schultern?"

Wirklich hatte ich, seit ich hier stand, halb unbewußt und ganz aus dem Stegreif ein keineswegs aufdringliches, aber häufig wiederkehrendes und in der Ausführung eigentümliches

Schulterzucken angenommen, das mir aus irgendeinem Grunde am Platze schien. Ich erwiderte nachdenklich: „Nein, dass ich nervös sein könnte, ist mir noch nie in den Sinn gekommen."

„Dann unterlassen Sie das Zucken!"

„Ja, Herr Generalarzt", sagte ich beschämt, zuckte jedoch in demselben Augenblick aufs neue, was er zu übersehen schien.

„Ich bin nicht Generalarzt", fuhr er mich scharf meckernd an und schüttelte den vorgestreckten Kopf so heftig, daß der Nasenzwicker ihm zu entfallen drohte und er genötigt war, ihn mit allen fünf Fingern seiner Rechten wieder festzusetzen, ohne jedoch dem Grundübel des Verbogenseins dadurch abhelfen zu können.

„Dann bitte ich um Verzeihung", entgegnete ich sehr leise und beschämt.

„Beantworten Sie also meine Frage!"

Ratlos, verständnislos sah ich mich um, blickte auch, gleichsam bittend, die Reihe der Kommissionsherren entlang, in deren Haltung ich eine gewisse Teilnahme und Neugier zu bemerken glaubte. Endlich seufzte ich schweigend.

„Nach Ihrer derzeitigen Beschäftigung habe ich Sie gefragt."

„Ich unterstütze", antwortete ich sofort mit verhaltener Freudigkeit, „meine Mutter bei dem Betrieb eines größeren Fremdenheimes oder Boardinghauses zu Frankfurt am Main."

„Allen Respekt", sagte er ironisch. „Husten Sie!" befahl er nun mittelbar darauf, denn er hatte mir nun sein schwarzes Hörrohr angesetzt und horchte gebückt auf die Schläge meines Herzens.

Öfter musste ich künstlichen Husten ausstoßen, während er mit seinem Gerät auf meinem Körper umherrückte. Hierauf vertauschte er das Rohr mit einem kleinen Hammer, den er von einem nebenstehenden Tischchen nahm, und ging zum Klopfen über.

„Haben Sie schwerere Krankheiten überstanden?" fragte er zwischendurch.

Ich antwortete:

„Nein, Herr Militärarzt! Schwerere niemals! Meines Wissens bin ich ganz gesund, war es auch jederzeit, wenn ich von unbedeutenden Schwankungen meines Befindens absehen darf, und fühle mich für alle Waffengattungen bestens geeignet."

„Schweigen Sie!", sagte er plötzlich die Auskultation unterbrechend und aus einer gebückten Stellung zornig in mein Gesicht emporblickend. „Lassen Sie Ihre Tauglichkeit meine Sache sein und reden Sie nichts Überflüssiges! – Sie reden fortgesetzt Überflüssiges!", wiederholte er, indem er gleichsam abgelenkt die Untersuchung fahren ließ, sich aufrichtete und etwas von mir zurücktrat. „Ihre Redeweise ist von einer gewissen Hemmungslosigkeit, die mir schon längst geradezu aufgefallen ist. Was ist eigentlich mit Ihnen? Welche Schulen haben Sie besucht?"

„Ich durchlief sechs Klassen der Oberrealschule", versetzte ich leise und anscheinend bekümmert darüber, dass ich ihn befremdet und bei ihm angestoßen hatte.

„Und warum nicht die siebente?"

Ich senkte das Haupt, und von unten herauf warf ich ihm einen Blick zu, der wohl sprechend gewesen sein und seinen Empfänger ins Innere getroffen haben mag. ‚Warum quälst du mich?', fragte ich mit diesem Blick. ‚Warum zwingst du mich zu reden? Siehst du, hörst und fühlst du denn nicht, dass ich ein feiner und besonderer Jüngling bin, der unter freundlich gesittetem Außenwesen tiefe Wunden verbirgt, welche das feindliche Leben ihm schlug? Ist es wohl zartfühlend von dir, dass du mich nötigst, vor so vielen und ansehnlichen Herren meine Scham zu entblößen?' So mein Blick; und, urteilender

Leser, ich log keineswegs damit, wenn auch seine schmerzliche Klage in dieser Sekunde ein Werk der Absicht und bewußten Zielstrebigkeit war. Denn auf Lüge und Heuchelei muß freilich erkannt werden, wo eine Empfindung zu Unrecht nachgeahmt wird, weil ihren Anzeichen keinerlei Wahrheit und wirkliches Wissen entspricht, was denn Fratzenhaftigkeit und Stümperei notwendig zur kläglichen Folge haben wird. Sollten wir aber über den Ausdruck unserer teuren Erfahrung nicht zu beliebigem Zeitpunkt zweckmäßig verfügen dürfen? Rasch, traurig und vorwurfsvoll sprach mein Blick von früher Vertrautheit mit des Lebens Unbilden und Mißlichkeiten. Dann seufzte ich tief.

„Antworten Sie!“ sagte der Oberstabsarzt in milderem Ton.

Ich kämpfte mit mir selbst, indem ich zögernd erwiderte:

„Ich blieb in der Schule zurück und gedieh nicht zur Beendigung ihres Kurses, weil ein wiederkehrendes Unwohlsein mich öfter bettlägerig machte und damals häufig den Unterricht zu versäumen zwang. Auch glaubten die Herren Lehrer, mir Mangel an Aufmerksamkeit und Fleiß zum Vorwurf machen zu müssen, was mich sehr herabstimmte und entmutigte, da ich mir keiner Schuld und Nachlässigkeit in dieser Hinsicht bewusst war. Aber so oft geschah es, dass mir manches entgangen war und ich es nicht gehört oder vernommen hatte, sei es nun, dass es sich um besprochenen Lehrstoff oder um häusliche Aufgaben handelte, die man uns vorgeschrieben und deren Anfertigung ich versäumt hatte, weil ich nichts davon wußte, und zwar nicht, weil ich anderen und unstatthaften Gedanken nachgehangen hatte, sondern es war ganz, als sei ich überhaupt nicht zugegen gewesen, in der Klasse nicht gegenwärtig, als diese Weisungen ergangen waren, was auf seiten der Vorgesetzten Anlaß zu Tadel und strengen Maßregeln, auf meiner eigenen aber zu großen…“

Hier fand ich kein Wort mehr, verwirrte mich, schwieg und zuckte sonderbar mit den Schultern.

„Halt!“ sagte er. „Sind Sie denn schwerhörig? Gehen Sie dorthin weiter zurück! Wiederholen Sie, was ich sage!“ Und nun begann er unter überaus lächerlichen Verrenkungen seines mageren Mundes und dünnen Bartes „Neunzehn, Siebenundzwanzig“ und andere Zahlen sorgfältig zu flüstern, welche pünktlich und exakt zurückzugeben ich mich verdrießen ließ; denn wie alle meine Sinne war auch mein Gehör nicht allein durchschnittsmäßig beschaffen, sondern sogar von besonderer Schärfe und Feinheit, und ich sah keinerlei Anlaß, ein Hehl daraus zu machen. So verstand und wiederholte ich denn die zusammengesetztesten Ziffern, die er nur hauchweise vorbrachte, und meine schöne Gabe schien ihn zu fesseln, denn er trieb den Versuch immer weiter, sandte mich in den entlegensten Winkel des Raumes, um mir über einen Abstand von sechs oder sieben Metern hinweg vierstellige Zahlen mehr zu verhehlen als mitzuteilen, und richtete gekniffenen Mundes nach dem Kommissionstisch bedeutende Blicke, wenn ich halb ratend alles erfaßte und wiedergab, was er kaum über die Lippen zu lassen geglaubt hatte.

„Nun“, sagte er endlich mit gespielter Gleichgültigkeit, „Sie hören recht gut. Treten Sie wieder heran und sagen Sie uns einmal ganz genau, wie sich das Unwohlsein äußerte, das Sie zuweilen vom Schulbesuch abhielt.“

Gefällig kam ich herbei.

„Unser Hausarzt“, antwortete ich. „Sanitätsrat Düsing, pflegte es für eine Art Migräne zu erklären.“

„So, Sie hatten einen Hausarzt. Sanitätsrat war er? Und für Migräne erklärte er es! Nun, wie trat sie denn also auf, diese Migräne? Beschreiben Sie uns den Anfall! Stellen sich Kopfschmerzen ein?“

„Kopfschmerzen auch!“ erwiderte ich überrascht, indem ich ihn achtungsvoll anblickte, „sowie ein Sausen in beiden Ohren und hauptsächlich eine große Not und Furcht oder vielmehr Verzagtheit des ganzen Körpers, welche endlich in heftige Würgekrämpfe übergeht, so dass es mich fast aus dem Bette schleudert…“

„Würgekrämpfe!, sagte er. „Andere Krämpfe nicht?“

„Nein, andere gewiß nicht“, versicherte ich mit größter Bestimmtheit.

„Aber Ohrensausen.“

„Ohrensausen war allerdings vielfach dabei.“

„Und wann hat der Anfall sich eingestellt? Etwa wenn eine Erregung vorangegangen war? Bei besonderem Anlaß?“

„Wenn mir recht ist“, antwortete ich zögernd und mit suchendem Blick, „so erfolgte er in meiner Schulzeit manches Mal gerade dann, wenn ich in der Klasse einen solchen Anstand gehabt, nämlich ein Ärgernis von jener Art wie ich sagte…“

„Dass Sie gewisse Dinge nicht gehört hatten, so, als ob Sie nicht anwesend gewesen wären?“

„Ja, Herr Chefarzt.“

„Hm“, sagte er. „Und nun denken Sie einmal nach und sagen Sie uns gewissenhaft, ob Ihnen nicht irgendwelche Anzeichen aufgefallen sind, die einem solchen Zufall, dass Sie scheinbar nicht anwesend gewesen waren, vorhergingen und ihn regelmäßig ankündigten. Haben Sie keine Scheu! Überwinden Sie eine begreifliche Befangenheit und reden Sie frei, ob Sie dergleichen wohl gegebenenfalls beobachtet haben!“

Ich blickte ihn an, blickte ihm eine geraume Zeit unverwandt in die Augen, indem ich schwer, langsam und sozusagen in bitterer Nachdenklichkeit mit dem Kopfe nickte.

„Ja, mir ist oft sonderbar, sonderbar war und ist mir leider zeitweilig zu Sinn“, sprach ich endlich, leise und grüblerisch.

„Manches Mal kommt es mir vor, als ob ich plötzlich in die Nähe eines Ofens und Feuers gerückt wäre, ganz so warm berührt es alsdann meine Glieder, anfangs die Beine, hierauf die höheren Teile, und eine Art von Kribbeln und Prickeln ist darin, worüber ich mich wundern muß, und umso mehr, als ich gleichzeitig Farbenspiele vor Augen habe, die sogar hübsch sind, aber mich dennoch erschrecken; und wenn ich nochmals auf das Prickeln zurückkommen darf, so könnte man es auch als Ameisenhaufen bezeichnen."

„Hm. Und hierauf haben Sie dann Verschiedenes nicht gehört."

„Ja, so ist es, Herr Lazarettkommandant! Manches verstehe ich nicht in meiner Natur, und auch zu Hause bereitet sie mir Ungelegenheiten, denn zuweilen merke ich wohl, dass ich bei Tische unversehens meinen Löffel habe fallen lassen und das Tischtuch mit Suppe befleckt habe, und meine Mutter schilt mich hernach, dass ich herangewachsener Mensch in Gegenwart unserer Gäste – Bühnenkünstler und Gelehrte sind es hauptsächlich – mich so tölpelhaft aufführe."

„So, den Löffel lassen Sie fallen! Und bemerken es erst ein bißchen später! Sagen Sie mal, haben Sie Ihrem Hausarzt, diesem Herrn Sanitätsrat oder welchen bürgerlichen Titel er nun führt, niemals etwas von diesen kleinen Unregelmäßigkeiten erzählt?"

Leise und niedergeschlagen verneinte ich diese Frage.

„Und warum nicht?" beharrte jener.

„Weil ich mich schämte", antwortete ich stockend, „und es niemandem sagen mochte; denn mir war, als müsse es ein Geheimnis bleiben. Und dann hoffte ich auch im stillen, dass es sich mit der Zeit verlieren werde. Und nie hätte ich gedacht, dass ich zu jemandem so viel Vertrauen fassen könnte, um ihm einzubekennen, wie sehr sonderbar es mir oft ergeht."

„Hm", sagte er, und es zuckte spöttisch in seinem schütteren Bart. „Denn Sie dachten wohl, dass man das alles schlechtweg für Migräne erklären würde. Sagten Sie nicht", fuhr er fort, „daß Ihr Vater Schnapsbrenner war?"

„Ja, das heißt, er besaß eine Schaumweinfabrik am Rheine", sagte ich höflich, indem ich seine Worte zugleich bestätigte und verbesserte.

„Richtig, eine Schaumweinfabrik! Und da war er denn also wohl ein vorzüglicher Weinkenner, Ihr Vater?"

„Das will ich meinen, Herr Stabsphysikus!" sprach ich fröhlich, während am Kommissionstisch eine Bewegung der Heiterkeit sich bemerkbar machte. „Ja, das war er."

„Und auch kein Duckmäuser für seine Person, sondern Liebhaber eines guten Tropfens, nicht wahr, und, wie man sagt, ein rechter Zecher vor dem Herrn?"

„Mein Vater", versetzte ich ausweichend, indem ich meine Munterkeit gleichsam zurücknahm, „war die Lebenslust selbst. Soviel kann ich bejahen."

„So, so, die Lebenslust. Und woran starb er?"

Ich verstummte. Ich blickte ihn an, ich schlug mein Gesicht zu Boden. Und mit veränderter Stimme erwiderte ich:

„Wenn ich den Herrn Bataillonsmedikus höflichst bitten dürfte, auf diese Frage gütigst nicht weiter bestehen zu wollen..."

„Sie haben hier keinerlei Auskunft zu verweigern!" antwortete er mit strengem Meckern. „Was ich Sie frage, frage ich mit Bedacht, und Ihre Angaben sind von Wichtigkeit. In Ihrem eigenen Interesse ermahne ich Sie, uns die Todesart Ihres Vaters wahrheitsgemäß zu nennen."

„Er empfing ein kirchliches Begräbnis", sagte ich mit ringender Brust, und meine Erregung war zu groß, als dass ich die Dinge der Ordnung nach hätte vortragen können. „Dafür kann ich Beweis und Papiere bringen, dass er kirchlich bestattet wurde, und Erkundungen werden ergeben, dass mehrere Offiziere und Professor Schimmelpreester hinter dem Sarg schritten. Geistlicher Rat Chateau erwähnte selbst in seiner Gedächtnisrede", fuhr ich immer heftiger fort, „daß das Schießzeug unversehens losgegangen sei, als mein Vater prüfungsweise damit hantiert habe, und wenn seine Hand gezittert hat und er nicht völlig Herr seiner selbst war, so geschah es, weil groß Ungemach uns heimgesucht hatte..." Ich sagte „groß Ungemach" und gebrauchte auch sonst einige ausschweifende und träumerische Ausdrücke. „Der Ruin hatte mit hartem Knöchel an unsere Tür geklopft", sagte ich außer mir, indem ich sogar zur Erläuterung mit dem gekrümmten Zeigefinger in die Luft pochte, „denn mein Vater war in die Netze böser Menschen gefallen, Blutsauger, die ihm den Hals abschnitten, und es wurde alles verkauft und verschleudert... die Glas...harfe", stotterte ich unsinnig und verfärbte mich fühlbar, denn nun sollte das ganz und gar Abenteuerliche mit mir geschehen, „das Äols...rad...". Und in diesem Augenblick geschah folgendes mit mir. Mein Gesicht verzerrte sich – aber damit ist wenig gesagt. Es verzerrte sich auf eine meiner Meinung nach völlig neue und schreckerregende Art, so, wie keine menschliche Leidenschaft, sondern nur teuflischer Einfluß und Antrieb ein Menschenantlitz verzerren kann. Meine Züge wurden buchstäblich nach allen vier Seiten, nach oben und unten, rechts und links auseinandergesprengt, um gleich darauf wieder gegen die Mitte gewaltsam zusammenzuschrumpfen; ein abscheulich einseitiges Grinsen zerriß danach meine linke, dann meine rechte Wange, während das zugehörige Auge mit furchtbarer Kraft verkniff, das entgegengesetzte aber so unmäßig erweiterte, dass mich das deutliche und fürchterliche Gefühl ankam, der Apfel müsse herausspringen, und das hätte er immerhin tun mögen – mochte er doch! Es kam nicht darauf an, ob er aussprang, und für zärtliche Sorge um ihn war dies jedenfalls nicht der Augenblick. Wenn aber ein so widernatürliches Mienenspiel nach außen hin wohl jenes äußerste Befremden erregen mochte, das als Entsetzen bezeichnet wird, so bildete es doch nur Einleitung und Anbeginn eines wahren Hexensabbats von Fratzenschneiderei, einer ganzen Grimassenschlacht, die sich während der nächsten Sekunden auf meinem jugendlichen Antlitz abspielte. Die Abenteuer meiner Züge im einzelnen durchzunehmen, die greulichen Stellungen eingehend abzuschildern, in welche mein Mund, meine Nase, meine Brauen und meine Wangen, kurz, alle meine Gesichtsmuskeln gerieten – und zwar unter steter Abwechslung und ohne daß eines der Mißgesichter sich wiederholt hätte –, eine solche Beschreibung wäre ein allzu weitläufiges Unternehmen. Nur soviel sei gesagt, daß gemütliche Vorgänge, die diesen physiognomischen Phänomenen etwa entsprochen hätten, daß Empfindungen so blödsinniger Heiterkeit, krassen Erstaunens, irrer Wollust, entmenschter Qual und zähnefletschender Tollwut schlechterdings nicht von dieser Welt gewesen wären, sondern einem infernalischen Reich hätten angehören müssen, wo unsere irdischen Leidenschaften in ungeheuere Verhältnisse ausgeweitet sich schauderhaft wiederfinden. Ist es aber nicht so, daß Affekte, wovon wir die Miene annehmen, sich ahnungsweise und schattenhaft wahrhaftig in unserer Seele herstellen? Mein übriger Körper verhielt sich inzwischen nicht ruhend, obgleich ich aufrecht an meiner Stelle blieb. Mein Kopf rollte umher und drehte sich mehrmals fast ins Genick, nicht anders, als sei der Leibhaftige im Begriff, mir den Hals zu brechen; meine Schultern und Arme schienen aus den Gelenken gewunden zu werden, meine Hüften verbogen sich, meine Knie kehrten sich gegeneinander, mein Bauch höhlte sich aus, indes meine Rippen die Haut zersprengen zu wollen schienen; meine Zehen verkrampften sich, kein Fingerglied, das nicht phantastisch und klauenhaft verbogen gewesen wäre, und so, gleichsam auf eine höllische Folter gespannt, verharrte ich etwa zwei Dritteile einer Minute.

Ich war ohne Besinnung während dieses unter so harten Bedingungen überaus langwierigen Zeitraumes, zum wenigsten ohne Erinnerung an meine Umgebung und Zuschauerschaft, welche mir gegenwärtig zu halten die Strenge meines Zustandes mich völlig hinderte. Rauhe Zurufe drangen wie aus weiter Ferne an mein Ohr, ohne daß ich in der Lage gewesen wäre, ihnen Gehör zu schenken. Auf einem Stuhle mich wiederfindend, welchen der Oberstabsarzt unter mich zu schieben sich beeilt hatte, verschluckte ich mich heftig mit einigem wärmlich abgestandenen Leitungswasser, das dieser uniformierte Gelehrte mir einzuflößen bemüht war. Mehrere Kommissionsherren waren aufgesprungen und standen mit verstörten, empörten, auch angewiderten Gesichtern über den grünen Tisch gebeugt. Andere legten auf sanftere Art ihre Bestürzung über die gehabten Eindrücke an den Tag. Ich sah einen, der beide geschlossenen Hände an die Ohren gepreßt hielt und, wahrscheinlich vermöge einer Art von Ansteckung, sein eigenes Gesicht zur Grimasse verzogen hatte; einen anderen, der zwei Finger seiner Rechten gegen die Lippen drückte und außerordentlich geschwind mit den Lidern blinzelte. Was aber mich selber betrifft, so hatte ich nicht so bald mit wiederhergestellter, wenn auch in natürlichem Grade erschrockener Miene um mich geblickt, als ich mich beeilte, eine Szene zu beendigen, die mir nicht ziemlich scheinen konnte, mich rasch und verwirrt vom Stuhle erhob und neben ihm militärische Haltung annahm, die freilich mit meiner rein menschlichen Verfassung wenig übereinstimmen wollte.

Der Oberstabsarzt war zurückgetreten, noch immer das Wasserglas in der Hand. „Sind Sie bei Sinnen?" fragte er mit einer Mischung von Ärgerlichkeit und Teilnahme in der Stimme ...

„Zu Befehl, Herr Kriegsarzt", erwiderte ich in dienstfertigem Tone.

„Und bewahren Sie eine Erinnerung an das eben Durchlebte?"

„Ich bitte", war meine Erwiderung, „gehorsamst um Vergebung. Ich war einen Augenblick etwas zerstreut."

Kurzes, gewissermaßen bitteres Lachen antwortete mir vom Sitzungstische her. Man wiederholte murmelnd das Wort „zerstreut".

„Sie schienen allerdings nicht ganz bei der Sache zu sein", sagte der Oberstabsarzt trocken. „Hatten Sie sich in erregtem Zustande hier eingefunden? Erwarteten Sie die Entscheidung über Ihre Dienstfähigkeit mit besonderer Spannung?"

„Ich gebe zu", antwortete ich hierauf, „daß es mir eine große Enttäuschung gewesen wäre, abgewiesen zu werden, und ich wüßte nicht, wie ich meiner Mutter mit einem solchen Bescheid unter die Augen treten sollte. Sie sah früher zahlreiche Angehörige des Offizierskorps in ihrem Hause und bringt der Heeresorganisation die wärmste Bewunderung entgegen. Deswegen liegt es ihr besonders am Herzen, daß ich zum Dienst herangezogen werde, und sie verspricht sich davon nicht nur bedeutende Vorteile für meine Bildung, sondern namentlich auch eine wünschenswerte Kräftigung meiner zuweilen schwankenden Gesundheit."

Er schien meine Worte zu verachten und keines Eingehens für würdig zu halten.

„Ausgemustert“, sagte er, indem er das Wasserglas auf das Tischchen stellte, dorthin, wo auch sein Handwerkszeug, Meterband, Hörrohr und Hämmerchen lagen. „Die Kaserne ist keine Heilanstalt“, warf er noch über die Schulter gegen mich hin und wandte sich dann zu den Herren am Kommissionstisch.

„Der Gestellungspflichtige“, erklärte er mit dünnem Meckern, „leidet an eliptoiden Zufällen, sogenannten Äquivalenten, die hinreichen, seine Diensttauglichkeit unbedingt auszuschließen. Meiner Exploration zufolge liegt erbliche Belastung von seiten eines trunksüchtigen Vaters vor, der nach seinem wirtschaftlichen Zusammenbruch durch Selbstmord endete. Die Erscheinungen der sogenannten Aura waren in den freilich unbeholfenen Schilderungen des Patienten unverkennbar. Ferner stellen sich jene schweren Unlustgefühle, die ihn, wie wir hörten, zuweilen bettlägerig machen und welche der Herr Kollege vom Zivil“ (hier zeigte sich wieder ein hölzerner Spott um seine mageren Lippen) „im Sinne der sogenannten Migräne auslegen zu sollen glaubte, wissenschaftlich als Depressionszustände nach vorausgegangenem Anfall dar. Außerordentlich bezeichnend für die Natur des Leidens ist die Verschwiegenheit, die der Patient über seine Erfahrungen beobachtete; denn bei offenbar mitteilsamem Charakter hielt er sie geheim gegen jedermann, wie wir hörten. Es ist bemerkenswert, daß noch heute im Bewusstsein vieler Epileptiker etwas von der mystisch-religiösen Auffassung lebendig scheint, die das Altertum von dieser Nervenkrankheit hegte. Hierher kam der Gestellungspflichtige in aufgeregter und gespannter Verfassung. Schon seine exaltierte Redeweise machte mich stutzig. Auf nervöse Konstitution deutete sodann die äußerst unregelmäßige, wenn auch organisch tadellose Herztätigkeit und das habituelle Schulterzucken, das, wie es scheint, unbeherrschbar ist. Als besonders fesselndes Symptom möchte ich die geradezu erstaunliche Überfeinerung des Gehörsinnes ansprechen, die der Patient bei weiterer Untersuchung an den Tag legte. Ich stehe nicht an, diese übernormale Sinnesverschärfung mit dem beobachteten, ziemlich schweren Anfall in Zusammenhang zu bringen, der sich vielleicht seit Stunden vorbereitete und durch die Erregung, in welche den Patienten meine ihm unliebsamen Fragen versetzten, unmittelbar ausgelöst wurde. Ich empfehle Ihnen" – schloß er seine klare und gelehrte Übersicht, indem er sich lässig und von oben herab wieder zu mir wandte –, „sich in die Behandlung eines verständigen Arztes zu begeben. Sie sind ausgemustert."

„Ausgemustert", wiederholte die scharf näselnde Stimme, die ich kannte.

Entgeistert stand ich und rührte mich nicht vom Fleck.

„Sie sind militärfrei und können gehen", ließ sich nicht ohne Beimischung von Teilnahme und Wohlwollen jene Baßstimme hören, deren Besitzer mich feinsinnigerweise für einen Einjährigen gehalten hatte.

Erläuterungen wissenschaftlicher Begriffe

Wenn nicht anders vermerkt, folgen wir hier dem bekannten Klinischen Wörterbuch von *Pschyrembel* (2013), dem Lehrbuch „Klinische Psychologie“ von *Davison, Neale & Hautzinger* (2007) und/oder dem Internet-Lexikon *Wikipedia*.

Aggravation

Lat. aggravare = schwerer machen. Symptome werden übertrieben präsentiert, um bestimmte Zwecke zu erreichen (Krankschreibung, Berentung u.a.). Im Gegensatz zur Simulation liegt tatsächlich ein leichter krankhafter Befund vor, der übertrieben wird.

Ägyptisches Totenbuch

Sammlung von Zaubersprüchen, Beschwörungsformeln und liturgischen Anweisungen (Beginn der Sammlung ungefähr 2500 v. Chr.). Es werden fünf Gebote aufgestellt: (1) Die Götter verehren. (2) Vater und Mutter ehren. (3) Nicht töten. (4) Nicht stehlen. (5) Kein sonstiges Unrecht begehen. Wegen der Fünfzahl der Gebote wird die Sammlung auch Pentalog genannt (griech. penta = fünf, logos = Wort, Lehre). Die Zehn Gebote des Alten Testaments haben ihre Wurzeln vermutlich im Pentalog.

Amnesie

Griech. a = ohne, nicht und mnéme = Gedächtnis, Erinnerung. Bezeichnet eine Form der Gedächtnisstörung für zeitliche oder inhaltliche Erinnerungen. Oft nach Bewusstseinsstörungen und symptomatischen Psychosen, auch infolge von Hirntraumen, epileptischen Anfällen, Intoxikationen oder bei Demenz.

Anamnese

Griech. anámnesis = Erinnerung. Die Anamnese steht am Beginn einer Behandlung. Sie erhebt die Leidensgeschichte eines Patienten aus dessen persönlicher Sicht.

Anatomie, anatomisch

Griech. aná = auf und tomé = Schnitt. Die Anatomie ist in der Medizin die Lehre vom Aufbau des Organismus. Viele Kenntnisse über den Aufbau des Organismus wurden durch Aufschneiden von Tierkadavern und menschlichen Leichen erworben.

Arousal

Engl. arousal = Erregung. Arousal ist ein Begriff der Psychologie und der Physiologie, welcher den allgemeinen Grad der Aktivierung des zentralen Nervensystems beim Menschen und bei Wirbeltieren bezeichnet. Charakteristische Merkmale sind Aufmerksamkeit, Wachheit, Reaktionsbereitschaft. Einen sehr niedrigen Arousal hat man im Schlaf, einen sehr hohen bei Schmerzen. Ein hoher Arousal findet sich auch bei Ärger, Angst oder Wut.

Aseptik

Keimfreiheit zur Vermeidung einer Infektion oder Kontamination. Wird hergestellt durch Desinfektion oder Sterilisation.

AUB

Abkürzung für Arbeitsunfähigkeitsbescheinigung.

Bursopathie

Lat. bursa = Beutel, griech. páthia = Leiden. Bezeichnung für die Erkrankungen der Schleimbeutel. Meist ist hierbei eine Bursitis, also eine Entzündung gemeint.

Chamäleon

Griech. chamailéon = Erdlöwe. Chamäleons sind Reptilien aus der Leguanfamilie. Sprichwörtlich sind sie geworden, weil sie ihre Färbung ändern können. Diese Fähigkeit dient vor allem der Kommunikation mit Artgenossen, weniger zur Tarnung.

Zur Balz zeigen sie auffälligere Farben und Muster. Ansonsten hängt die Färbung von äußeren Faktoren ab: Temperatur, Sonneneinstrahlung, Luftfeuchtigkeit. Bei hohen Temperaturen färben sich die Tiere hell, um das einfallende Licht zu reflektieren. Bei niedrigen Temperaturen nehmen sie eine dunkle Farbe an, um die Energie des Lichts aufzunehmen. Ist die Sonneneinstrahlung zu hoch, färben sie sich durch UV-absorbierende Melanine schwarz.

Dekalog

Griech. déka = zehn, lógos, Lehre, Wort. Bezeichnung für die Zehn Ge- und Verbote des Gottes Jahwe an sein Volk Israel. Entstehungszeit zwischen 800 und 600 v. Chr.

Depression

Lat. deprimere = niederdrücken. Die Depression ist eine psychische Störung mit Zuständen von Niedergeschlagenheit, Gefühlen der Wertlosigkeit und Schuld, sozialem Rückzug, Schlafstörungen, Verlust von Appetit und sexuellem Verlangen sowie von Interesse und Freude an alltäglichen Aktivitäten.

Deprivation

Lat. deprivare = berauben. (1) Allgemeine Bezeichnung für Entbehrung oder Mangel. (2) In der Psychologie Bezeichnung für unzureichende oder fehlende körperliche bzw. affektive Zuwendung, die vor allem in den ersten Lebensjahren zu anaklitischer Depression, psychomotorischer Retardierung, insbesondere Abweichung der Sprachentwicklung und des psychosozialen Verhaltens oder zu psychischem Hospitalismus führen kann. Die sog. Deprivationstrias besteht aus Angst, Aggressivität und Kontaktschwäche. Ursache: Isolation von Bezugspersonen, mangelnde Pflege oder Vernachlässigung.

Diagnose

Griech. diágnosis = Unterscheidung, Entscheidung, Urteil. Zuordnung von Befunden zu einem Krankheitsbild.

Differenzialdiagnose

Als Differenzialdiagnose – auf Befundschreiben mit DD abgekürzt – bezeichnet man die Gesamtheit aller Diagnosen, die alternativ als Erklärung für die erhobenen Symptome (Krankheitszeichen) in Betracht zu ziehen sind, aber möglichst ausgeschlossen werden sollen.

Dissimulation

Lat. dissimulare = verhehlen, verheimlichen, verschweigen, verleugnen. Absichtliches Verbergen vorhandener körperlicher oder psychischer Krankheitssymptome, um für gesund und einsetzbar gehalten zu werden. In der Rechtsprechung kann es darum gehen, die Kenntnis von Verbrechen und/oder die Mittäterschaft herunterzuspielen bzw. zu leugnen, um nicht zur Verantwortung gezogen zu werden.

Dissoziation

Lat. disassociare = trennen, scheiden. Der Begriff Dissoziation beschreibt in der Psychologie die Trennung von Wahrnehmungs- und Gedächtnisinhalten, welche normalerweise verbunden sind. Hierdurch kann die integrative Funktion des Bewusstseins, des Gedächtnisses, der Wahrnehmung und der Identität beeinträchtigt werden.

Beispiel: Ein Marathonläufer blendet in einer Art von Trance seine Schmerzen aus. Das Opfer einer Vergewaltigung hat noch Jahre nach dem Ereignis psychogene Unterleibsschmerzen, obwohl das Ereignis infolge eines traumatisch bedingten Gedächtnisausfalls nicht erinnert wird.

Dorsalgie

Wortkombination aus lateinisch-griechischen Wurzeln: dorsum = Rücken, álgos = Schmerz. Rückenschmerzen.

DSM

Abkürzung für Diagnostisches und Statistisches Manual psychischer Störungen; von der Amerikanischen Psychiatrischen Assoziation herausgegebenes Handbuch zur Klassifikation und Vereinheitlichung der Nomenklatur in der Psychiatrie. Aktuell liegt die fünfte Auflage DSM-V (Mai 2013) vor.

Empathie

Griech. empátheia = Leidenschaft. Einfühlung in die Erlebensweise eines anderen Menschen, in seine Gedanken, Emotionen, Absichten.

Exploration

Lat. explorare = erkunden, erforschen, ermitteln. Bezeichnung für die eingehende Befragung eines Patienten zur Erkundung seiner Lebensgeschichte, seiner Erlebensweise und möglicher pathologischer Auffälligkeiten.

Facharzt für Allgemeinmedizin

Der Facharzt für Allgemeinmedizin leistet die Grundversorgung aller Patienten mit körperlichen und seelischen Gesundheitsstörungen. Er arbeitet in der Akut- und Langzeitversorgung sowie in wesentlichen Bereichen der Prävention und Rehabilitation. Er ist der erste ärztliche Ansprechpartner und Berater bei allen Gesundheitsproblemen.

Fibromyalgie

Die Fibromyalgie (Faser-Muskel-Schmerz) ist eine chronische und unheilbare Erkrankung. Charakteristisch sind Schmerzen und Druckschmerzempfindlichkeit an wechselnden Stellen in der Muskulatur, um die Gelenke herum und im Rücken. Dazu kommen Begleitsymptome wie Müdigkeit, Schlafstörungen, Morgensteifigkeit, Konzentrations- und Antriebsschwäche, Wetterfühligkeit, Schwellungsgefühl an Händen, Füßen und im Gesicht.

Die Bezeichnung Fibromyalgie ist eine dreiteilige Zusammensetzung aus dem lateinischen Wort fibra = Faser und den griechischen Wörtern mȳs = Muskel und álgos = Schmerz.

Flashback

Engl. flashback = blitz(artig) zurück, sinngemäß übersetzt etwa Wiedererleben oder Nachhallerinnerung. Ursprünglich aus der Drogenszene stammende Bezeichnung für die Wiederkehr sich aufdrängender alptraumartiger Bilder, Erinnerungen oder übermächtiger Sinneseindrücke; Vorkommen bei Missbrauch von speziellen Drogen oder im Rahmen einer posttraumatischen Belastungsstörung.

Gelber Schein, der „Gelbe"

Kurzbezeichnung für die Arbeitsunfähigkeitsbescheinigung (AUB). Die Bescheinigung für den Arbeitgeber wird auf einem gelben Schein ausgefüllt, daher der Name.

Hysteriker, Hysterie

Griech. hystéra = Gebärmutter. Hysterie gilt als veralteter psychologischer Begriff für eine psychogene körperliche Störung. Hysterie ist inzwischen durch die Bezeichnungen Dissoziative Störung bzw. Histrionische Persönlichkeitsstörung ersetzt worden. Dies geschah nicht zuletzt deshalb, weil der Begriff „Hysterie" sprachlich mit dem weiblichen Geschlecht verbunden ist und immer auch abwertend benutzt wurde. Traditionell wurde die Hysterie durch ein vielfältiges körperliches Beschwerdebild ohne organische Grundlage charakterisiert, z. B. Gehstörungen, Bewegungssturm, Lähmungen, Gefühlsstörungen, Ausfall der Sinnesorgane, wie z. B. Blindheit oder Taubheit. Im Vordergrund stehen Geltungsbedürfnis, Egozentrismus und ein Bedürfnis nach Anerkennung. Heute wird auch der Begriff „Konversionsstörung" verwendet, der nicht geschlechtsspezifisch belastet ist.

ICD-10

Englisch: International statistical Classification of Diseases and Related Health Problems. Gilt als das wichtigste, weltweit anerkannte Diagnoseklassifikationssystem der Medizin. Es wird von der Weltgesundheitsorganisation (WHO) herausgegeben. Die aktuelle, international gültige Ausgabe ist das ICD-10, Version 2013. In Deutschland sind die an der vertragsärztlichen Versorgung teilnehmenden Ärzte und ärztlich geleiteten Einrichtungen sowie die psychologischen Psychotherapeuten und die entsprechenden Beratungsstellen verpflichtet, Diagnosen nach der deutschen Ausgabe des ICD-10 zu verschlüsseln.

Intrusionen

Lat. intrusio = Einschließung. Als Intrusion wird das Wiedererinnern und Wiedererleben von traumatischen Ereignissen bezeichnet. Intrusionen umfassen Bilder, Flashbacks und Albträume. Sie werden zumeist durch Auslöser (engl. *trigger*) angeregt. Die Kontrolle über diese Erinnerungen ist sehr eingeschränkt. Häufig wechseln sich Intrusion und emotionale Dumpfheit ab. Häufig meiden Personen, die an einer Posttraumatischen Belastungsstörung leiden, auslösende Situationen (etwa Uniformen, Polizeistationen etc.).

Konversionsneurose

Lat. conversio = Wendung, Veränderung. Fehlende oder deutlich beeinträchtigte Körperfunktionen, etwa der Sinnesorgane oder der Bewegungsabläufe. Psychisch bedingt, aber nicht vorgetäuscht oder absichtlich erzeugt. Tritt in zeitlichem Zusammenhang mit psychosozialen Belastungen auf.

Krise

Griech. krísis = ursprünglich Meinung, Beurteilung, Entscheidung, später mehr im Sinne von Zuspitzung benutzt. Krise bezeichnet eine problematische, mit einem Wendepunkt verknüpfte Entscheidungssituation.

Kritische Lebensereignisse

Griech. krínein = trennen, entscheiden, urteilen. Als kritische Lebensereignisse bezeichnet man in der Psychologie subjektiv belastende Lebensumstände, die reifungsbedingt (z.B. Schuleintritt, Pensionierung…) oder situationsbedingt (z. B.

Scheidung, Umzug...) auftreten können. Kritische Lebensereignisse verändern das Gleichgewicht zwischen der betroffenen Person und ihrer Umwelt vorübergehend oder für längere Zeit und verlangen eine Neuanpassung. Dies kann mit Gefühlen von Angst und Unsicherheit verbunden sein.

Lumbalgie/Kreuzschmerz

Kreuzschmerz, Schmerz im Bereich der Lendenwirbelsäule. Wortkombination aus lateinisch-griechischen Wurzeln: lat. lumbus = Lende, griech. álgos = Schmerz.

Lumbago

In Alltagssprache meist als Hexenschuss bezeichnet, meint plötzlich auftretende stechende und anhaltende Schmerzen im Bereich der Lendenwirbel mit nachfolgenden Bewegungseinschränkungen. Ursache kann z.B. ein Bandscheibenvorfall und anderes sein.

Magnetresonanztomographie (MRT)

Griech. tomé = Schnitt und gráphein = schreiben. Die Magnetresonanztomographie ist ein bildgebendes Verfahren, das vor allem in der medizinischen Diagnostik zur Darstellung von Struktur und Funktion der Gewebe und Organe im Körper eingesetzt wird.

Mimikry

Engl. mimicry = Nachahmung, vom altgriechischen Wort mimos = Schauspieler. Als Mimikry wird in der Biologie die Ähnlichkeit von Tieren einer bestimmten Art mit Tieren einer zweiten Art bezeichnet. Es ist eine Form der Tarnung, z.B. imitieren einige ungiftige Nattern die hochgiftige Korallennatter. Ungefährliche werden für gefährlich gehalten und gemieden.

Mimikry, semantische

Semantik = Bedeutungslehre. Griech. semaínein = bezeichnen.

(1) In Unrechtsregimen betreiben bestimmte Gruppierungen semantische Mimikry, um überleben zu können. So werden missliebige oder gefährliche Wortbedeutungen vermieden, ohne den gewollten Bedeutungstransport aufzugeben. Katholiken verwandelten in der Zeit des Nationalsozialismus sanftmütige Heilige in Helden, um dem heroischen Männerideal dieser Zeit zu entsprechen. SED-Politiker sprachen verharmlosend von Grenzverletzern, wenn sie Tote an der Mauer meinten.

(2) In offenen Gesellschaften werden beschönigende Begriffe für Sterben und Tod, aber auch für kriminelle Machenschaften benutzt: „Steuersünder" statt „Steuerbetrüger" oder Gesetzesbrecher, „Verkehrssünder" statt „skrupelloser Rowdy". Dem Sünder widerfährt Barmherzigkeit, ihm kann verziehen werden.

Medizingeschichte

Medizingeschichte ist die Lehre von den historischen Entwicklungen der Medizin, einschließlich der Biografien von Personen, die Einfluss auf die Medizin ihrer Zeit ausübten. Sie nutzt die Methoden der allgemeinen Geschichtswissenschaft und will das Bewusstsein fördern, dass der Umgang mit Gesundheit, Krankheit, Sterben und Tod historisch und kulturell geprägt ist.

Insofern sich Medizin auf naturwissenschaftliche Grundlagen bezieht, lässt sich die Medizingeschichte als Teil der Geschichte der Naturwissenschaften verstehen. Als Geschichte der Heilkunst stellt sie jedoch eine eigenständige Disziplin dar.

Neurologie

Griech. neũron = Nerv und logía = Lehre, Wissenschaft. Die Neurologie ist die Lehre von den Erkrankungen des Nervensystems und der Muskulatur. Neurologe: Facharzt für Neurologie, im Alltagssprachgebrauch oft als Nervenarzt bezeichnet.

Neuronal/neurologisch

Die Nervenzelle (das Neuron) betreffend.

Orthopädie

Griech. orthós = gerade, aufrecht, paideía = Erziehung, Bildung. Fachgebiet der Medizin, das sich mit der Entstehung, Erkennung, Verhütung und Behandlung angeborener oder erworbener Störungen und Anomalien des Stütz- und Bewegungsapparats befasst. Der Orthopäde = der Facharzt für Orthopädie.

Peripheres Nervensystem (PNS)

Das periphere Nervensystem (PNS) umfasst den Teil des Nervensystems, der außerhalb des Gehirns und Rückenmarks liegt.

Prognose

Griech. prógnosis = Vorherwissen. Ärztliche Beurteilung des voraussichtlichen Verlaufs, der Dauer und des Ausgangs einer Krankheit.

Psychose

Griech. psyché = Seele. Schwere psychische Krankheit, bei der das Denken und die Emotionen so gestört sind, dass der Betroffene den Kontakt zur Realität zumindest vorübergehend verloren hat.

Psychosomatische Störungen

Griech. psyché = Seele, sõma = Körper. Psychosomatische Störungen sind Krankheiten, von denen angenommen wird, dass bei ihrer Entstehung Emotionen und Denkprozesse eine zentrale Rolle spielen. Sie werden oft als Störungen der Anpassung bezeichnet, weil ihre Ursprünge im Versuch der Person liegen, sich an länger dauernde belastende Situationen anzupassen. Psychosomatische Medizin und Psychophysiologie untersuchen die vielfach verflochtenen Zusammenhänge zwischen angeborenen und erworbenen Reaktionsmustern sowie den sozialen Lebensbedingungen in ihren Auswirkungen auf Gesundheit und Krankheit.

PTBS

PTBS = Posttraumatische Belastungsstörung. Extreme Reaktion auf ein traumatisches (verwundendes) Ereignis. In Erinnerungen und Träumen wird das Ereignis ungewollt wieder erlebt. Reize, die mit diesem Ereignis verbunden sind, werden konstant vermieden, so etwa Gedanken, Gefühle, Gespräche, aber auch Aktivitäten, Orte, Menschen. Dazu kommen gesteigerte Erregbarkeit, Reizbarkeit und kaum steuerbare Aggressivität sowie Einschränkungen in bedeutsamen Funktionsbereichen wie Berufstätigkeit, Beziehungspflege, Sexualität. Dauer: länger als einen Monat.

Radiologie

Lat. radius = Strahl. Die Radiologie oder Strahlenlehre ist das Teilgebiet der Medizin, das sich mit der Anwendung elektromagnetischer Strahlen und mechanischer Wellen zu diagnostischen, therapeutischen und wissenschaftlichen Zwecken befasst. Der Radiologe ist der Facharzt für Radiologie.

Reflex

Ein Reflex ist eine unwillkürliche, rasche und gleichartige Reaktion eines Organismus auf einen bestimmten Reiz. Reflexe werden neuronal vermittelt. Reflexe können angeboren oder erworben sein. Angeborene oder unbedingte Reflexe stellen biologisch vorgeformte Reaktionsweisen dar.

Rheumatologie

Griech. rheuma = Strömung, Fluss. Lehre von der Entstehung, Behandlung und Verhütung von Erkrankungen des rheumatischen Formenkreises.

Bei diesen Erkrankungen handelt es sich um Beschwerden am Stütz- und Bewegungsapparat mit fließenden, reißenden und ziehenden Schmerzen sowie Funktionseinbußen am Bewegungsapparat. Der Rheumatologe ist der Facharzt für Rheumatologie.

Skoliose

Griech. skoliós = krumm. Unter einer Skoliose versteht man eine Seitabweichung der Wirbelsäule von der Längsachse mit Rotation (Verdrehung) der Wirbel um die Längsachse und Torsion der Wirbelkörper (Verschieben der Deck- und Grundplatten gegeneinander) – begleitet von strukturellen Verformungen der Wirbelkörper.

Spinalnerven

Lat. spina = Dorn, Stachel. Sogenannte Rückenmarksnerven. Sie gehören zum peripheren Nervensystem. Zwischen zwei Wirbeln tritt jeweils ein Paar Spinalnerven aus dem Wirbelkanal. Der Mensch besitzt insgesamt 31 paarige Spinalnerven.

Stress

Englisch für Druck, Belastung, Spannung. Bezeichnet Reaktionen des Organismus auf verschiedene unspezifische Reize wie Infektionen, Verletzungen, Verbrennungen, Strahleneinwirkungen, emotionale Belastung. Die unmittelbaren Folgen sind: Aktivierung des sympathischen Nervensystems, Ausschüttung von Adrenalin, Blutdrucksteigerung. Zu unterscheiden sind:

(1) Eustress als kurzdauernde physiologische Anpassung an alltägliche Anforderungen; wirkt anregend und leistungssteigernd.

(2) Distress. Entsteht durch ungenügende Anpassung des Körpers an Belastungen, durch Diskrepanzen zwischen Anforderungen und subjektiven Bewältigungsmöglichkeiten.

Stressoren

Stressoren oder Stressfaktoren sind Bezeichnungen für psychische oder körperliche Belastungen, die eine Stressreaktion auslösen können. Beispiele: ungünstige Umwelteinflüsse, Verlust der Arbeit, Verlust der Gesundheit, lebensgeschichtliche Ereignisse, Schicksalsschläge.

Strickleiternervensystem

Ein Strickleiternervensystem ist ein primitives Nervensystem, das aus paarig angeordneten Nervenknoten (Ganglien) besteht. Ein solches haben Insekten, Tausendfüßler, Krebstiere, Spinnen, Skorpione, Milben.

Symptom

Griech. sýmptoma = Zufall, Begebenheit, Begleiterscheinung. Ein Zeichen, das auf eine Erkrankung hinweist. Beschwerde.

Tarnung

Tarnung dient dazu, das Erscheinungsbild einer Person oder einer Sache so zu verändern, dass sie nicht mehr oder nur mit Mühe zu erkennen ist. Dies geschieht unter anderem mit Tarnkleidung und Tarnmustern. Beim Militär spricht man auch von Camouflage, in Politik und Wirtschaft vom Kaschieren – so z.B., wenn Ende des Jahres die Bilanzen günstiger dargestellt werden als sie sind.

Tendopathie

Lat. tendo = Sehne; griech. páthos = Leiden, Schmerz. Sammelbezeichnung für die abakterielle Entzündung der Sehnen bzw. Sehnenscheiden.

Therapie

Griech. therapeía = Behandlung, Wartung, Pflege. Behandlung von Krankheiten, Heilverfahren. Umfasst alle medizinischen und psychotherapeutischen Maßnahmen, die geeignet sind, Symptome zu lindern und/oder Krankheiten zu heilen.

Verhaltensregeln des Konfuzius

Konfuzius (551–479 v. Chr.), chinesischer Philosoph, betrachtete als Säulen der menschlichen Ordnung (1) Mitmenschlichkeit, (2) Gerechtigkeit, (3) Aufrichtigkeit und Treue, (4) Weisheit, (5) Riten. Wesentliche Pflichten waren für ihn Rechtschaffenheit, Sittlichkeit, Respekt.

Zentrales Nervensystem (ZNS)

Gehirn und Rückenmark bilden das zentrale Nervensystem. Steuerzentrale für sämtliche Verhaltensweisen einschließlich der Sinnesfunktionen und der bewussten wie nicht bewussten Prozesse des Planens, Denkens, Bewertens usf.

Verwendete und weiterführende Literatur

AWMF – Register Nr. 030/102 Klasse: S2k (o. J.): *Leitlinie für die ärztliche Begutachtung von Menschen mit chronischen Schmerzen.*

Benton, Robert (2003): *Der menschliche Makel.* Film nach dem Roman *Der menschliche Makel* von Philip Roth.

Birck, Angelika (2002): *Traumatisierte Flüchtlinge. Wie glaubhaft sind ihre Aussagen?* Heidelberg: Ansager.

Böttner, Friedrich (2012): *Facharztkompendium für Orthopädie und Unfallchirurgie.* Berlin: OrthoForum-Verlag.

Bueren, Hermann (2002): *Weiteres Fehlen wird für Sie Folgen haben! Fehlzeitenmanagement und Belegschaftsinteressen. Ratgeber für Beschäftigte und Interessenvertretungen.* Bremen: Kellner.

Burkhart, Konstanze (2013): *Verwundete Seelen.* Dokumentarfilm. Sendetermin 15.06.2013 auf Phoenix.

Buss, Hero (2000): *Augusto Pinochet – Täuscher seiner Herren.* In: Die Welt, 23.02.2000.

Cimino, Michael (1978): *The Deer Hunter.* Film.

Davison, Gerald C.; Neale, John M.; Hautzinger, Martin (2007): *Klinische Psychologie.* Weinheim, Basel: Beltz.

Ebert, Dieter; Kindt, Hildburg (2004): *Die posttraumatische Belastungsstörung im Rahmen von Asylverfahren.* Verwaltungsblätter für Baden-Württemberg 2/2004. 41–45.

Fest, Joachim C. (1999): *Speer. Eine Biographie.* Berlin: Alexander-Fest-Verlag.

Fest, Joachim C. (2005): *Die unbeantwortbaren Fragen. Notizen über Gespräche mit Albert Speer zwischen Ende 1966 und 1981.* Hamburg: Rowohlt Verlag.

Filbinger, Hans (1987): *Die geschmähte Generation. Politische Erinnerungen.* München: Universitas.

Filbinger-Riggert, Susanna (2013): *Kein weißes Blatt. Eine Vater-Tochter-Biografie.* Frankfurt/Main: Campus Verlag.

Flatten, Guido (2005): *Posttraumatische Belastungsstörungen.* In: Egle, Ulrich T.; Hoffmann, Sven O.; Joraschky, Peter (Hrsg.): *Sexueller Mißbrauch, Misshandlung, Vernachlässigung.* 3. Auflage. Stuttgart: Verlagsgesellschaft Schattauer.

Flatten, Guido; Gast, Ursula; Hofmann, Arne; Knaevelsrud, Christine; Lampe, Astrid; Liebermann, Peter; Maercker, Andreas; Reddemann, Luise; Wöller, Wolfgang (2011): *S3-Leitlinie Posttraumatische Belastungsstörung.* In: Trauma & Gewalt 3: 202–210.

Focus Online (2011): *Kamikaze-Betrüger werfen sich vor fahrende Autos.* www.focus-online.de, 16.10.2011.

Frances, Allen (2013): *Normal.* Köln: Dumont.

Frommberger, Ulrich; Angenendt, Jörg; Dreßing, Harald (2013): *Begutachtung.* In: Maercker, Andreas (Hrsg.): *Posttraumatische Belastungsstörungen.* Berlin, Heidelberg: Springer-Verlag.

Gehlen, Walter; Delank, Heinz-Walter (2010): *Neurologie.* Stuttgart: Thieme.

Gierlichs, Hans Wolfgang; Haenel, Ferdinand; Henningsen, Franziska; Schaeffer, Eva; Spranger, Helga; Wenk-Ansohn, Mechthild; Wirtgen, Waltraud (2002): *Standards zur Begutachtung psychisch traumatisierter Menschen (SBPM):* In: Haenel, Ferdinand; Wenk-Ansohn, Mechthild (Hrsg.): *Begutachtung psychisch reaktiver Traumafolgen in aufenthaltsrechtlichen Verfahren.* Weinheim: Beltz/PVU.

Grifka, Joachim; Krämer, Jürgen (2013): *Orthopädie Unfallchirurgie.* Berlin Heidelberg: Springer.

Guriel, Jennifer; Fremouw, William (2004): *Assessing malingered posttraumatic stress disorder: A critical review.* Department of Psychology, West Virginia University, USA. In: Clinical Psychology Review 23(7): 881–904.

Haenel, Ferdinand (2000): *Die Beziehung zwischen Gutachter und zu Untersuchenden und ihre Bedeutung bei der Begutachtung chronischer psychischer Traumafolgen.* Der medizinische Sachverständige 3/2000.

Hagelüken, Alexander (2013): *Arme Männer sterben früher.* In: Süddeutsche Zeitung, 11. Oktober 2013.

Hausotter, Wolfgang (2012): *Problematik der Migrantenbegutachtung unter kulturspezifischen Aspekten.* Forum medizinische Begutachtung 2012, Nr.2.

Hautzinger, Martin; Thies, Elisabeth (2009): *Klinische Psychologie: Psychische Störungen kompakt: Mit Online-Materialien.* Weinheim: Beltz/PVU.

Heck, Bruno (Hrsg.) (1980): *Hans Filbinger – Der Fall und die Fakten. Eine historische und politische Analyse.* Mainz: v. Hase & Koehler Verlag.

Hemingway, Ernest (1999): *In einem andern Land.* Reinbek: rororo Taschenbuch.

Herpell, Gabriela (2013): *„Sie wollten uns zerstören. Aber wir haben überlebt".* In: SZ Magazin, Heft 10/2013.

Hoffmann, Sven Olaf; Hochapfel, Gerd (2004): *Neurotische Störungen und Psychosomatische Medizin.* Stuttgart: Verlagsgesellschaft Schattauer.

Kertész, Imre (1999): *Roman eines Schicksallosen.* Hamburg: Rowohlt Taschenbuch.

Kurnaz, Murat (2007): *Fünf Jahre meines Lebens: Ein Bericht aus Guantanamo.* Berlin: Rowohlt.

Lamott, Franziska (2006): *Migration und Trauma in Zeiten des Humanitarismus – Notizen zu einer reflexiven Flüchtlingsarbeit.* In: Roloff, Gisbert; Zoeke, Barbara (Hrsg.) (2006): *10 x Gerechtigkeit.* Lengerich: Pabst Science Publishers.

Lamott, Franziska (2009): *Hochstapler, Gauner und andere Ganoven.* Vortrag im Rahmen der Frühjahrsakademie 2009, Ulm: Tarnen und Täuschen in den Wissenschaften.

Lamott, Franziska; Lempa, Günter (2011): *Zwischen Anerkennung und Zurückweisung. Das Kriegstrauma im politischen Kontext.* In: Forum der Psychoanalyse, Vol. 27, 263–277.

Levi, Primo (1947/2011): *Ist das ein Mensch?* München: Hanser.

Mann, Thomas (1954): *Bekenntnisse des Hochstaplers Felix Krull.* Frankfurt/Main: S. Fischer-Verlag.

Merten, Thomas; Lorenz, Robert; Schlatow, Sam (2010): *Posttraumatic Stress Disorder Can Easily Be Faked, but Faking Can be Detected in Most Cases.* In: The German Journal of Psychiatry. Vol 13, Issue 3, 140–149.

Neumann, Michael; Schmidt, Jörg (2013): *Glücksfaktor Arbeit. Was bestimmt unsere Lebenszufriedenheit?* München: Roman Herzog Institut e.V.

Nietzsche, Friedrich (1886): *Jenseits von Gut und Böse.* Leipzig: Verlag von C. G. Naumann.

Oehrlein, Josef (2004): *Indizien aus dem Meer. Die Vernehmung Pinochets steht bevor.* In: Frankfurter Allgemeine Zeitung, 24.09.2004.

Osvath, Mathias (2009): *Spontaneous Planning for Future Stone Flowing by a Male Chimpanzee.* In: Current Biology, Volume 19, Issue 5, R 190–191.

Osvath, Mathias; Karnoven, Elin (2012): *Spontaneous Innovation for Future Deception in a Male Chimpanzee.* www.plosone.org.

Payk, Theo R. (2002): *Pathopsychologie – Vom Symptom zur Diagnose.* Berlin, Heidelberg: Springer-Verlag.

Prantl, Heribert (2005): *Kein schöner Land. Die Zerstörung der sozialen Gerechtigkeit.* München: Droemer.

Pross, Christian (2005): *Fingierte posttraumatische Belastungsstörung – ein Beitrag zur Debatte über „False Memory".* In: Zeitschrift für Psychotraumatologie und Psychologische Medizin. 3. Jg., Heft 2.

Pschyrembel Klinisches Wörterbuch (2013). Berlin, Boston: Walter de Gruyter.

Rauh, Philipp (2010): *Von Verdun nach Grafeneck. Die psychisch kranken Veteranen des Ersten Weltkrieges als Opfer der nationalsozialistischen Krankenmordaktion T4.* In: Quinkert, Babette; Rauh, Philipp; Winkler, Ulrike (Hrsg.): *Krieg und Psychiatrie 1914–1950.* Göttingen: Wallstein, S. 54–74.

Reese, Willy Peter (2004): *Mir selber seltsam fremd. Russland 1941–44.* Berlin: List Taschenbuch.

Reil-Held, Annette (2000): *Einkommen und Sterblichkeit in Deutschland: Leben Reiche länger?* Beiträge zur angewandten Wirtschaftsforschung, No. 580/00. Universität Mannheim, Sonderforschungsbereich 504.

Roach, Neil T.; Venkadesan, Madhusudhan; Rainbow, Michael J.; Lieberman, Daniel E. (2013): *Elastic energy storage in the shoulder and the evolution of high-speed throwing in Homo.* In: Nature, Band 498, 2013, S. 483–486, doi:10.1038/nature12267.

Robbe, Reinhold (2010): *Panorama*, Fernsehsendung ARD, 15.4.2010. www.daserste.de/panorama/pdfbundeswehr100.pdf.

Roloff, Gisbert; Zoeke, Barbara (2006): *Facetten der (Un)Gerechtigkeit.* In: Roloff, Gisbert; Zoeke, Barbara (Hrsg.) (2006): *10 x Gerechtigkeit. Unterwegs mit Sisyphos.* Lengerich: Pabst Science Publishers.

Roth, Philip (2002): *Der menschliche Makel.* München: Hanser.

Rothenhäusler, Hans-Bernd; Täschner, Karl-Ludwig (2007): *Kompendium Praktische Psychiatrie.* Berlin, Heidelberg: Springer Verlag.

Schäfer, Michael L. (2002): *Zur Geschichte des Neurastheniekonzeptes und seiner modernen Varianten Chronic-Fatigue-Syndrom, Fibromyalgie sowie Multiple Chemische Sensitivität.* In: Fortschr. Neurol. Psychiatr. 2002; 70(11): 570–582. Stuttgart, New York: Thieme.

Schalamow, Warlam Tichonowitsch (2007): *Durch den Schnee. Erzählungen aus Kolyma, Band 1.* Berlin: Matthes & Seitz.

Schmidt, Matthias (1982): *Albert Speer: Das Ende eines Mythos. Speers wahre Rolle im Dritten Reich.* Frankfurt: Scherz Verlag.

Schorcht, Verena (2010): *Krank oder nur einen freien Tag benötigt? Europäische Studie zum Blaumachen.* www.berufsstrategie.de, 4.8.2010.

Seifert, Ruth (Hrsg.) (2004): *Soziale Arbeit und kriegerische Konflikte.* Münster: LIT Verlag.

Semprún, Jorge (1981): *Was für ein schöner Sonntag!* Frankfurt/Main: Suhrkamp.

Speer, Albert (1969): *Erinnerungen.* Berlin: Propyläen Verlag.

Trivers, Robert (2011): *Deceit and Self-Deception.* London: Allen Lane, an imprint of Penguin Books. Deutsch (2013): *Betrug und Selbstbetrug.* Berlin: Ullstein.

Wedel, Dieter (2010): *Gier.* Fernsehfilm ARD.

Wehler, Hans-Ulrich (2013): *Die Neue Umverteilung. Soziale Ungleichheit in Deutschland.* München: C. H. Beck.

Wilder, Billy (1959): *Manche mögen's heiß.* Film.

Willems, Susanne (2002): *Der entsiedelte Jude.* Berlin: Edition Hentrich.

Wülker, Nikolaus (2010): *Taschenlehrbuch Orthopädie und Unfallchirurgie.* Stuttgart: Thieme.

Zuckmayer, Carl (1961): *Der Hauptmann von Köpenick: Ein deutsches Märchen.* Frankfurt am Main: S. Fischer.

Adressen von Organisationen/Einrichtungen

An dieser Stelle führen wir eine Auswahl von Hilfseinrichtungen und Internetadressen für deutschsprachige Länder auf.

Caritative Einrichtungen

Arbeiter-Samariter-Bund
Arbeiterwohlfahrt
Caritas
Diakonie
Johanniter
Malteser
Rotes Kreuz

Bis auf die „Arbeiterwohlfahrt" sind diese Einrichtungen nicht nur in Deutschland, sondern auch in Österreich und der Schweiz zu finden.

Opferhilfen

Anwälte
www.anwalt.de
www.anwalt-austria.at
www.fluechtlingshilfe.ch/asylrecht

Einrichtungen
www.opferhilfen.de
www.opfer-notruf.at
www.opferhilfe-schweiz.ch

Selbsthilfegruppen

Fibromyalgie

www.fibromyalgie-aktuell.de/selbsthilfe.htm
www.members.aon.at/fibromyalgie
www.fibromyalgieforum.ch

Posttraumatische Belastungsstörung

www.ptbs-forum.com
www.ptbsselbsthilfe.wordpress.com
www.btonline.de/krankheiten/trauma
www.ptbs-eisblume.de
www.selbsthilfe-interaktiv.de

Danksagung

Jeder, der ein Buch schreibt, ist anderen zu Dank verpflichtet: für dumme und schlaue Fragen, für überraschende Querverbindungen, für Ratschläge, Lacher und Besserwisserei. In all diesen Reaktionen können Anregungen versteckt sein, die es lohnt aufzugreifen.

Wir danken *Goscha Nowak*, *Jutta Phillips-Krug* und *Carina Popp*. Sie stellten ihre beruflichen Kompetenzen zur Verfügung, sie hörten zu, sie diskutierten, sie lasen Korrektur.

Und *Ligia Angielczyk* danken wir für zahlreiche Handzeichnungen; ihr Mann dankt ihr herzlich für die liebevolle und geduldige Begleitung.

Dem Projektplaner *Josch Pöllath* und dem Verleger *Raphael Mankau* schließlich sei für die freundliche und konstruktive Zusammenarbeit Dank gesagt.

Gisbert Roloff *Andrzej Angielczyk* *Barbara Zoeke*

Zu den Autoren

Prof. Dr. Gisbert Roloff studierte Pädagogik in Essen und Psychologie in Münster. Beratungsausbildung an der University of California, San Diego, USA. Professor für Psychologie in München. Forschung und Lehre in den Bereichen Aggression, Gewalt und Resozialisierung. Neben fachwissenschaftlichen Publikationen Trainingsprogramme für erzieherische Berufe.

Dr. med. Andrzej Angielczyk absolvierte seine Facharztausbildung als Orthopäde und Internist in Lodz und Warschau. Oberarzt an der Universitätsklinik Warschau. Als Solidarnosc-Aktivist Flucht in die Bundesrepublik Deutschland; fachärztliche Tätigkeiten in den Universitätskliniken Köln und Essen. Diplom in Mediation. Derzeit als ärztlicher Gutachter tätig.

Priv. Doz. Dr. Barbara Zoeke studierte in Köln und Münster Psychologie. Nach Promotion und Habilitation Forschungsaufenthalte in den USA. Lehre und Forschung in Münster, Frankfurt, Würzburg, München. Neben wissenschaftlichen Arbeiten zur Hirnentwicklung und zum Gedächtnis erzählende Prosa. Der Roman „Bewegliche Labyrinthe" ist im Frühjahr 2014 erschienen.

Haben Sie Fragen an die Autoren?
Anregungen zum Buch?
Erfahrungen, die Sie mit anderen teilen möchten?

Nutzen Sie unser Internetforum:
www.mankau-verlag.de/forum

Stichwortregister